ZHONGLAONIANREN BIZHI DE
365 GE YANGSHENG FA
DAZI CHATU CHAOZHI BAN

李 柏○主编

中老年人必知的365个养生法：

大字
插图
超值版

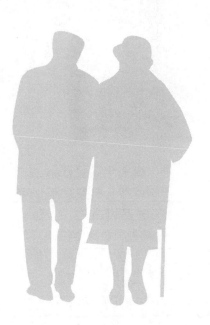

化学工业出版社

·北京·

图书在版编目（CIP）数据

中老年人必知的 365 个养生法：大字插图超值版 / 李柏主编 . —北京：化学工业出版社，2015.9（2025.1重印）

ISBN 978-7-122-25008-7

Ⅰ．①中… Ⅱ．①李… Ⅲ．①中年人 — 养生（中医）— 基本知识②老年人 — 养生（中医）— 基本知识 Ⅳ．① R212

中国版本图书馆 CIP 数据核字（2015）第 200422 号

责任编辑：傅四周　　　　　　　　　　装帧设计：史利平
责任校对：边　涛

出版发行：化学工业出版社（北京市东城区青年湖南街13号　邮政编码100011）
印　　装：河北延风印务有限公司
710mm×1000mm　1/16　印张15　字数279千字　2025 年1月北京第1版第17次印刷

购书咨询：010-64518888　　　　　　　　售后服务：010-64518899
网　　　址：http://www.cip.com.cn
凡购买本书，如有缺损质量问题，本社销售中心负责调换。

定　　价：29.80元

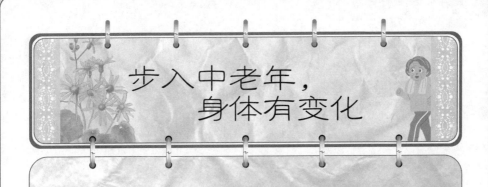

步入中老年，身体有变化

你是否感觉到，步入中老年以后，身体的各项功能都大不如前了？这是正常现象，好比一台机器，运转久了会因损耗而变得不那么好用，人身体的各个器官也会因为岁月的流逝而发生一些退行性改变。那么，进入中老年以后，我们的身体究竟会发生哪些变化呢？现在，我们就来简单地了解一下。

你一定还记得那个小品——《粮票的故事》，小品里面的爷爷一遍又一遍地对孙子说："今天，爷爷给你讲个好听的故事，讲个粮票的故事……"一个粮票的故事，爷爷居然给孙子讲了300多遍，他老人家自己却不知道，依旧乐此不疲地讲下去。亲爱的中老年朋友们，在你们身上有类似的情况发生吗？最近有没有觉得自己的记忆力在下降、思维在变慢、反应力也越来越迟钝了呢？

上面的情况说明，随着年龄的增长，人的神经系统会悄悄发生变化。比如，当人类到四五十岁的时候，大脑的重量会逐渐地减轻，神经细胞的数量也会变得越来越少。与年轻时相比，老年人的大脑重量会降低6.6% ~ 11.1%，大约有10%的大脑皮质面积也会随着年龄的增长而相应缩减；与此同时，脑部的血流量也会减少17%。另外，中枢神经系统作为大脑的"司令部"，它的功能也会逐渐减弱。所有这些变化都会使老年人的思维变迟钝、记忆力下降、反应变慢，因此很多中老年朋友们很容易忘事，比如，刚吃过晚饭出去散步，别人问起吃了什么却完全回答不上来。

除了神经系统的变化，人体其他功能部分也会随着年龄的增长而出现退化。比如，头发慢慢变白，更容易脱落；视力和听力也会出现不同程度的降低，看报要带上老花镜，别人说话总是会听错；嗅觉和味觉也会发生一些变化，吃饭的时候感觉饭菜没有味道；此外，牙齿也会变得松动，牙龈容易出现过敏，吃饭总不能畅快。

随着年龄的增长，皮肤就会变得像树皮一样粗糙松弛，年纪越大皱纹越多。并且，皮肤上还会出现老年斑，表皮组织也会变薄。身体的其他部位，如手、颈、肩都会发生相应变化，手脚越来越不灵便，尤其是手部还经常发抖发颤，拿东西无力；随着骨骼和内部细胞的衰老，颈部会出现疼痛，肩部容易得肩周炎；腿脚变得很不灵活，走路缓慢、发颤；有些中老年朋友还会出现比较严重的驼背现象，腰部直不起来。

步入中老年以后，有些朋友也会发现自己偶尔呼吸困难、肺活量不足。这是因为在几十年的生命过程中，呼吸系统作为人体与外界进行物质交换的重要器官，接触了大量粉尘、气体以及微生物，不断地受到侵蚀，从而出现老化现象。老化的结果便是呼吸道功能减退，肺活量比年轻时减少40%～50%。

很多人上了年纪也会出现消化难的问题，这一方面是由于老年人的牙齿出现了松动和脱落，吃起东西来很费劲，无法将食物进行充分咀嚼，另一方面则是因为肠胃黏膜萎缩，肠胃蠕动减慢，消化功能衰退。另外，60岁以后的老人，肝脏功能也会大打折扣，食物的转换过程和药物毒素的排泄也越来越慢，容易延长废物在体内的存留时间，这也是消化系统"闹情绪"的因素之一。

随着身体内五脏的功能下降，血液中营养的含量也随之下降，继而出现"血虚"和"血瘀"，甚至是"出血"的状况，同时血液对铁的吸收能力也会下降。

中医认为，血和气是相统一的，血液在体内的流动，主要是依靠气的推动。

血液中的营养含量下降就可能导致人体元气不足，从而容易出现浑身乏力、腰酸背痛等现象，甚至还会诱发心脑血管疾病。除了血气，人体肌肉的重量会从中年时期占身体的43%左右逐渐下降到26%左右，肌肉纤维也会萎缩。如此一来，肌肉的弹性、伸展性、兴奋性和传输性就会大不如前了。

俗话说"树老根先枯"，人类的身体也是这个道理。随着年纪的增长，中老年人的骨骼开始向两个极端发展：一是变得脆而不坚，也就是我们常说的"骨质疏松"；二是变得软化，这与体内维生素D的缺乏有关。与人体骨骼最为"亲密"的是我们常说的"筋"，这里的筋指的是韧带和血管。随着年龄的增加，人体的韧带会慢慢退去韧性，变得紧缩，导致关节炎等状况。如果说骨骼是人体的支架，那么血管就是连接支架的通道，它就像一张渔网，纵贯人体各个角落，担负着输送气血的重任。当人体开始衰老，气血就会变得浑浊，容易在血管中出现堵塞，形成血栓。

也许你还有这样一些变化，比如最近去厕所的次数多了起来，尿意虽然来得很快，小便时却又排不出或者排尿时有痛感。当你出现这些情况时，说明你的泌尿系统出了问题，严重的时候还会出现尿失禁的现象。老年人由于年龄的关系，肾脏中的肾小球、肾小管等数目不断下降，影响肾脏的正常作用。当肾脏的过滤、排泄、重吸收等功能下降，就容易导致尿频、尿急、尿失禁等症状的发生。此外，中老年女性还会面临"更年期"的困扰。更年期是因为女性生殖系统开始进入衰老期，卵巢分泌雌性激素的功能下降，从而引起身体种种不适，绝经是最明显的变化，这样一来，性情也会变得异常烦躁。

如果把人体比作一台机器，那么心脏就是发动机，为人体提供原动力。当人年过半百时，心脏、血管会发生翻天覆地的变化：心脏的供血量下降，血管变得没有弹性，继而血管壁增厚，血管中出现硬化的斑块、代谢速率下降……有研究表明，65岁的老年人的心排量要比25岁的年轻人少30%～40%。心血管功能的衰退，不可避免会带来诸多疾病，如动脉硬化、高血压、高血脂、心悸、心绞痛等。

总之，随着年龄的增长，人体的各个器官和部位必然会发生退行性改变，这些变化是时间的一种证明，是我们阅历丰富的生理标记，虽然它们会扰乱正常的生活。不过，这并不表示我们对这些变化无能为力，虽然我们不能彻底阻止这些变化的发生，但是我们可以采取一些行动来延缓它们的发生，或是在发生之后减少其对生活造成的不便。

什么行动呢？那就是我们这本书将向你娓娓道来的、专门为中老年的你所量身定制的小运动，它们能帮你活动筋骨、疏通筋脉、强健五脏六腑、放松大脑和心情。我们也会穿插着提供一些关于中老年人身体的深入认识，以及运动之外的保健方法。一年365天，每天向你介绍一招，用身体的"一小动"换来生命的不竭动力。当然，偶尔你还会发现，我们多次提到某一项运动，不要惊讶，这些多次提到的运动，那一定是运动中的"法宝"，对身体的很多部位来说，都有着源源不断的益处。跟着我们来吧，现在就出发！

在本书的编写过程中，以下人员给予了大力协助：陈计华、陈继荣、陈玉娟、季红、崔荣光、孙明芬、李哲、潘建永、曹梦丽、李晶、夏冰、王裕娟、王婷、张猛、张春荣、张淑环、张姿、赵凤、吕聪娜、赵胜叶等，特此感谢！

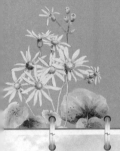

c o n t e n t s

一月任务：从大脑开始（一）

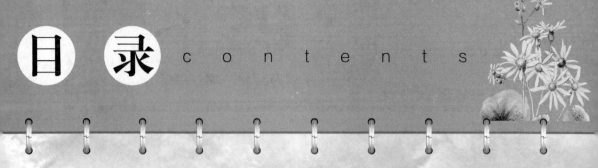

目 录 contents

二月任务：从大脑开始（二）

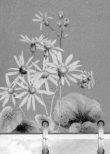

c o n t e n t s   目 录

三月任务：头发、眼睛、耳朵、鼻子、口腔

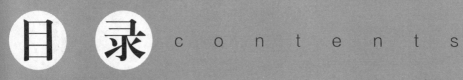

目 录 c o n t e n t s

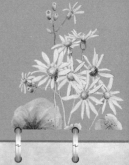

四月任务：皮肤、手、颈、肩

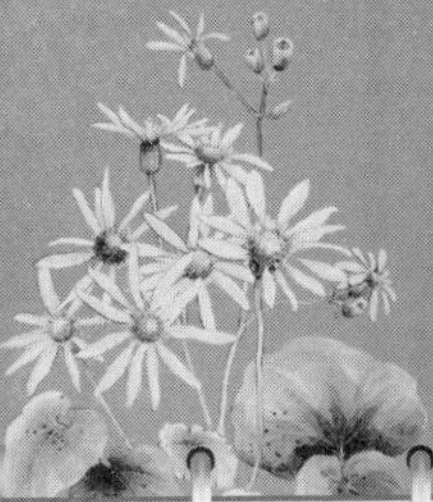

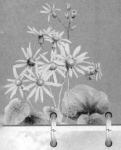

contents 目录

五月任务：腰、腿、脚

目的：锻炼腰部，防治腰部损伤▶

01 5月1日 腰部运动，让腰部更柔韧 /70

02 5月2日 腰部运动，让腰部更灵活 /71

03 5月3日 揉按腰部，促进血液循环 /72

04 5月4日 锻炼腰背，促进肌肉拉力 /73

05 5月5日 牢记“三字诀”，远离腰痛 /74

06 5月6日 练习倒着走，缓解腰痛 /75

07 5月7日 做做健腰操，减少腰痛 /76

08 5月8日 敲捶和揉捏，赶走腰痛 /77

09 5月9日 按摩法促腰肌康复 /77

10 5月10日 运动防治腰肌劳损 /78

11 5月11日 腰背肌劳损康复运动 /79

12 5月12日 闪腰时，急护理 /79

13 5月13日 腰有劲，不闪腰 /80

14 5月14日 天冷配戴腰围，腰椎得保养 /80

15 5月15日 俯卧锻炼，缓解腰椎间盘突出 /81

16 5月16日 妙招帮忙，坐骨神经不再痛 /82

17 5月17日 腰腿一起运动，腰椎得健康 /83

目的：锻炼膝腿，防治膝腿病痛▶

18 5月18日 压腿静蹲，让膝关节更灵活 /84

19 5月19日 膝腿运动，防治老年性膝痛 /85

20 5月20日 多做正压腿，腿部更强健 /86

21 5月21日 勤做反压腿，腿部更强健 /86

22 5月22日 活动脚板，腿部健康很简单 /87

23 5月23日 抖动双足，腿脚健康很简单 /87

24 5月24日 腿部抽筋，怎样来处理 /88

25 5月25日 甩腿跺脚，双腿不疲劳 /88

26 5月26日 坐位按摩，双腿不疼痛 /89

27 5月27日 热醋浸泡，消除脚肿痛 /89

目的：保健脚部，消肿止痛▶

28 5月28日 动动脚踝，关节不肿胀 /90

29 5月29日 运动按摩，赶走脚跟痛 /91

30 5月30日 脚掌运动，消除脚疲劳 /91

31 5月31日 揉捏穴位，缓解脚底痛 /92

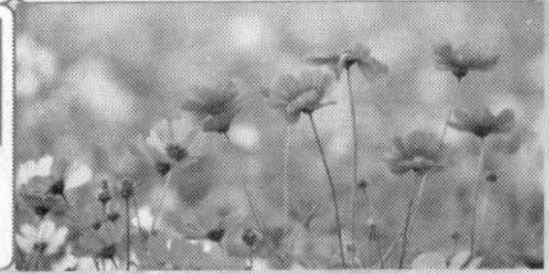

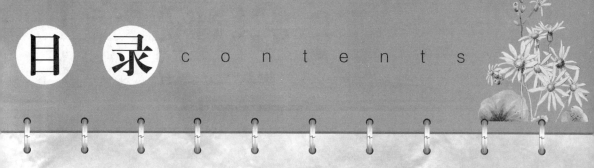

目 录 contents

六月任务：血、气、肉

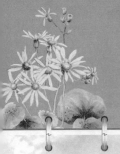

c o n t e n t s

七月任务：筋、骨

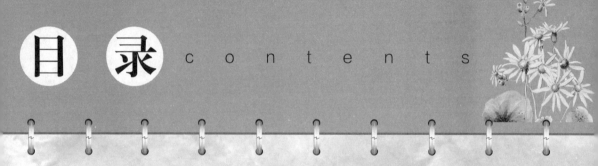

目 录 contents

八月任务：呼吸系统

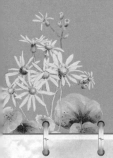

九月任务：胃肠消化与内分泌系统

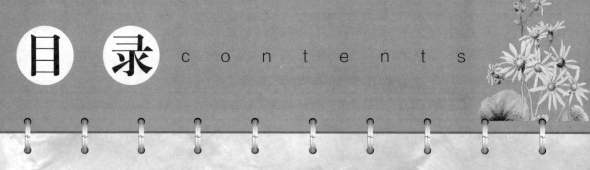

目 录 contents

十月任务：泌尿与生殖系统

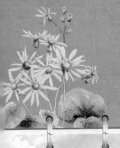

十一月任务：心脑血管（一）

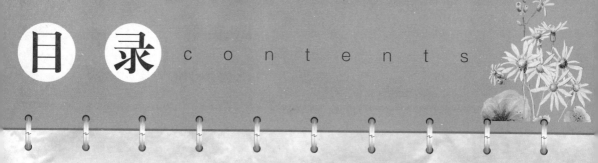

目 录 contents

十二月任务：心脑血管（二）

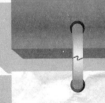

中老年人必知的365个养生法：
大字插图超值版

一月任务

从大脑开始（一）

　　万事"首"为先，一月是一年的开始，本月我们就从大脑开始。大脑作为人体的"司令部"，对身体的各个器官和部位起着重要的支配作用，为了使中老年朋友的大脑永葆青春，我们专门从提高记忆力、增强理解力和判断力、提高专注力以及保护大脑等几个方面，为你提供了有趣而又有效的锻炼方式。闲暇之时，你可以背一首诗歌、听一听音乐，也可以玩玩乒乓球、打打太极拳，这些小方法都可以调节你的身体状态，使大脑神经得到放松，现在就让我们开始这场有趣的锻炼吧！

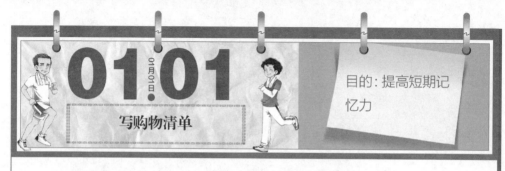

01.01 01月01日
写购物清单

目的：提高短期记忆力

老伴刚说让你帮个忙，可你转身就忘了；医生反复叮嘱你用药须知，可一回到家你就想不起来了……这说明你的短期记忆力在变弱。这时，你可以尝试一下短期记忆训练。

1.拿出纸笔，记录一个购物清单，到了超市，先根据记忆去找要买的东西。当买全能记起的东西后，再拿出清单看一看，快速记一下还没买的东西，紧接着再寻找。

2.就这样不断反复，直到你买好所有的东西。可能第一次你只能记起两三个，但经过训练后，你就能记忆得更多了。此后加大难度，列出更多商品。

海马体位于脑颞叶内，主要负责人的学习和记忆，人从外界接收到的短期信息大都由它负责存储。短期记忆训练可以不断刺激海马体，从而帮助中老年朋友提高记忆力。

额叶区　顶叶区　颞叶区　海马体

01.02 01月02日
算算收银条

目的：提高短期记忆力

今天，我们再来介绍一种和超市购物相关的方法，那就是"心算购物总价"的训练。

选商品的时候顺便记住每件商品的价格，然后将它们的总额算一算。到了收银台，你就可以根据收银结果对照一下自己算得准不准确。这个方法开始的时候会感觉很难，即使你心算的数据和最终收银结果有出入，也不要灰心，养成习惯后你就能够算得越来越准确。

这项训练同时针对大脑的运算能力和记忆能力，对大脑额叶、颞叶、顶叶等不同区域都有"修复"作用。而且这个方法简单方便，既不费时也不费力，轻轻松松地就训练了记忆力，非常适合中老年朋友们。

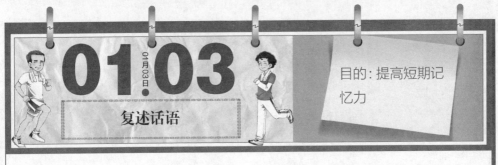

01.03 01月03日

复述话语

目的：提高短期记忆力

很多中老年朋友记不住别人刚刚说过的话或交代过的事情，那是因为没有在脑子里形成短时记忆的习惯。今天我们介绍的是"复述"的方法。

你可以找个同伴一起来学习，一个朗读文字，另一个一字不差地复述出来。如果没有搭档也没关系，像录音机、复读机、电脑都是不错的学习帮手。我们可以先说一段文字，用设

备录下来，紧接着你自己复述一遍，复述完之后立即放录音检查有什么不一样，看看自己是否一字不漏地说出来了。

这个训练可以随时随地进行，你可以多多练习，相信用不了多久，你的记忆力就会有好转，到时候别忘了把这个方法推广给你的亲朋好友。

01.04 01月04日

数字游戏

目的：提高短期记忆力

除了上面的复述训练，还有一种更为简单的训练方法，那就是记数字。今天就让我们来试试下面的方法吧！

1.用10秒钟来记忆这七个数字：4、9、15、16、28、38、42，然后把视线移开，按照顺序把它写下来。如果写对了，再接着记忆下面一组数字：21、34、7、16、82、15，同样用10秒钟的时间，如果还记得不错，那就再多写几组数字进行训练。

2.第二组的特点就在于没有像第一组那样按照从小到大的顺序排列，这样的排列方式增加了记忆的难度。以后写数字训练的时候可以在数字的排序和数字的长短上逐渐增加难度，每天坚持练一练，记的数字会越来越多。

此外，我们还可以用钞票来训练，比如随时记忆钞票正面左下角的黑色数字，随时随地进行自我测验。

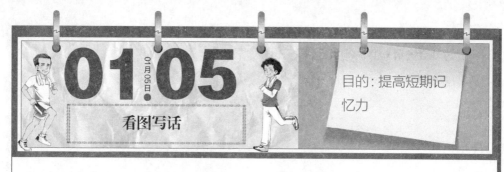

01.05 01月05日

看图写话

目的：提高短期记忆力

人到中老年，记忆力明显减退，今天再为你介绍一种训练短时记忆能力的方法——看图写话。

1.在书上找一篇自己感兴趣的看图写话，接下来就开始仔细看图，认真思考，这是在讲一个什么故事，尽量看完整。

2.觉得差不多时，合上书，然后拿出纸，在纸上写出这个图要表达的内容。脑子里记的是什么就写什么，不要有遗漏。写完之后，再翻开刚才那张图，对照着图片，看看自己写的如何，有什么地方遗漏了，有什么地方表达得不清楚等。记下你的问题所在，下次再训练时，可以多加注意。

开始时可以选择稍微简单的图片进行训练，然后循序渐进，进行复杂一些的看图说话训练。每天坚持训练，相信用不了多长时间，一定能收到不错的效果。

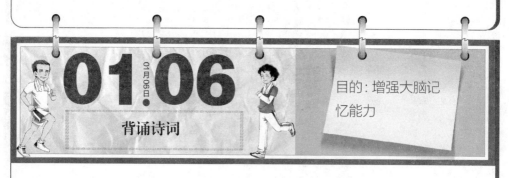

01.06 01月06日

背诵诗词

目的：增强大脑记忆能力

今天，我们给大家介绍的方法不仅能训练记忆力，而且还能陶冶情操，提高品位和文学修养。这种方法就是背诵简单的诗歌。

1.先准备几本自己感兴趣的诗词书籍，进行训练的时候，最好在相对安静的环境里，这样可以让你更专心，记忆效果也会更好。刚开始的时候，可以选择简单的诗词进行背诵练习。

2.首先用心读几遍诗词，当感觉记得差不多的时候，合上书本，大声地背出来。如果发现有没记住的地方，可以先记下来。等整首诗词背完，翻书查看没有记住的地方，然后再进行记忆，直到能完整地背出整首诗词为止。

用背诵诗词的方法来训练记忆能力，从简单到难，实乃一举多得之事。赶快来尝试一下吧！

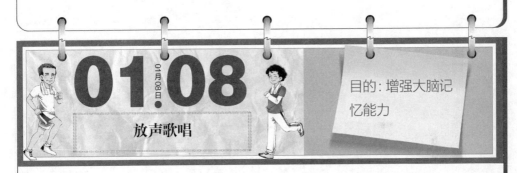

01.07 01月07日

勤翻字典

目的：增强大脑记忆能力

今天我们给你介绍一种简单的方法，它不仅能提升和增强记忆力，还能保持头部的运动，这种方法就是翻字典。

我们平时在读书看报的时候经常会发现一些不认识的字，这时候不妨查查字典把它记住。无论是汉字还是英文，这个方法都很适用。当你查阅到了想要的内容，就把相关信息用心记下来。就这样争取每天记住一点生词，能够很好地锻炼大脑，提高记忆力，还能增加你的汉语和英语词汇量，方便日后更好地阅读。

养成翻字典的习惯其实很容易，汉字、英语字词实在是多，遇到不认识的字词就把它记忆下来，和别人谈话的时候多找机会用一用。这样时间长了，你就掌握了大量的新词语，同时记忆也得到很好的锻炼。

01.08 01月08日

放声歌唱

目的：增强大脑记忆能力

你知道吗，唱歌除了愉悦身心，还有助于训练记忆力呢！

1. 唱歌前首先要做的就是找到一首好歌，开始时可以找一些耳熟能详的老歌，听的同时跟着原唱大声地唱几遍，在这个过程中开始回忆歌词。

2. 当你觉得很多老歌的歌词记得清清楚楚了，这时候便可以找一些新歌来学习、跟唱。唱的时候要注意吐字清晰、字正腔圆，而且尽量大声唱出来。

在学唱歌的过程中，大脑被充分调动起来，通过对歌词、韵律、音调的记忆使多种感觉和记忆中枢接受刺激，从而建立新的反射，使大脑皮层得到锻炼。训练的后期，你可以学习大量的新歌，这样更富有挑战性，对记忆力的训练效果也会更好。

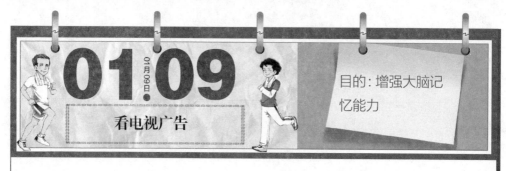

看电视也是锻炼大脑记忆力的一个好方法呢！

1.选一部自己喜欢的电视剧，每天按时收看，认真记住电视中的情节，每播完一集后，立刻回忆剧情，用笔记下来。

2.第二天，给身边的人讲一遍故事情节，讲完后对照笔记检验记忆效果。随着记忆能力的加强，复述的间隔时间可以适当地延长，这样可以更好地锻炼总结和交流的能力。

3.另外，记忆广告词的效果也十分显著。休息时背一背广告词，不仅可以锻炼记忆，还可以使看电视的过程变得更为快乐。

电视节目多姿多彩，能够刺激多重感官，使它们形成共同作用，更有助于加强我们大脑内不同中枢之间的联系，建立起许多新的反射机制，使大脑变得更灵活。

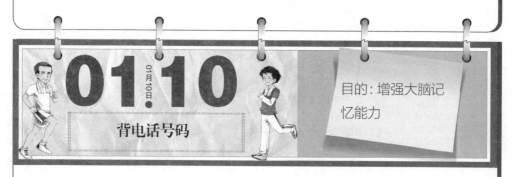

你记得住家里的固定电话号码以及家人的手机号码吗？如果不能，建议你刻意去记一下这些重要的电话号码，这不仅能锻炼你的记忆力，还能在出现危急情况时助你一臂之力。

记忆固定电话号码时，先记区号，然后再记后面的号码。记移动手机的号码时，你可以将其分成三段，前三位、中间四位、后面四位。记住一次可不行，你需要多温习几遍，目的是要达到随时要用、随时想起的效果。

除了家人的号码，你还可以记忆一下朋友的号码，逐渐增强训练的难度。当号码训练取得成效时，你会发现再记忆生活中其他一些东西就变得容易了。

01.11

01月11日

读百家姓

目的：增强大脑记忆能力

前面几天说到过背诗歌、记电话号码、翻字典等方法，这些方法都是寓教于乐的训练方式。今天，再给你介绍一种同样有趣的方法，那就是记百家姓。

《百家姓》是我们常见的书籍，每天闲来无事的时候就拿出来看一看。看的时候争取每天记忆十几个姓氏，逐渐累积，到最后把全篇的姓氏都记忆下来。之后你还要再坚持训练，时不时地在自己的脑海里像放电影一般放一遍或者直接放声背出来。

记一下百家姓不但有训练记忆力的效果，还让你更加了解咱们中国的姓氏文化，何乐而不为呢？这种在平常生活中就可以锻炼自己的方法，你完全可以多多坚持，一定会收到良好的效果。

01.12

01月12日

嚼口香糖

目的：增强大脑记忆能力

平时人们总觉得口香糖只属于"年轻人"，实际上，嚼一嚼口香糖可以帮助中老年朋友们增强记忆力呢！

在饭后看报纸或者看电视的时候是嚼口香糖的大好时机，注意咀嚼时间不宜过长，每次7分钟左右为宜，咀嚼的时候也不要太用力，以免造成咬肌负担过重。

根据美国军事科研机构的研究发现，咀嚼口香糖有助于集中注意力，帮助人更好地完成任务。咀嚼口香糖时，嘴巴和牙齿不停地运动，大脑中控制感觉运动的区域就相应地接收到一些刺激，使供血量增大，大脑的氧气充足，从而使思维清晰，记东西就变得容易了。但是需要注意的是，补过牙或患有糖尿病的朋友最好不要嚼口香糖，在咀嚼时也要避免将其咽下。

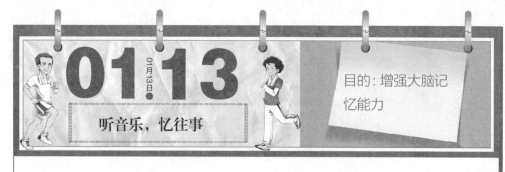

老伴是不是常埋怨你没有了年轻时的活力了？今天为你介绍一个好方法，那就是去听一些你年轻时喜欢的抒情音乐。

1.选择一个阳光明媚的午后，沐浴在温暖的阳光中，听着自己年轻时喜欢的优美抒情音乐，脑海中开始回忆当年听这些音乐时的情景，特别要去回忆某一个记忆深刻的情节。

2.当回忆伴随着音乐结束后，你会感觉心里激情澎湃，大脑充满活力。这个时候，你可以向老伴儿细致地描绘一下回忆中出现的画面。

这样的方法可以让我们放松心情、找回自我，重要的是能够增强你的记忆力。需要注意的是，这样去倾听音乐，次数不要过于频繁，以免产生厌烦心理。复述记忆是关键的一步，复述越细致，越有助于记忆力的提高。

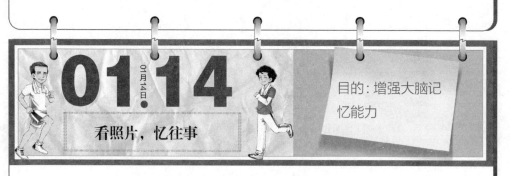

今天要给你介绍的训练记忆力的方法非常简单，两个字——回忆。

1.拿出尘封的相册，回想一下这些照片是在什么地方、什么时间和谁拍摄的，如果照片上有时间、地点等记录，你就立即进行对照，看自己的记忆准不准确。

2.你也可以从某一张照片的场景出发，回想一些在这个场景中所发生的故事，并将这些故事讲给朋友听，让他们补充或者提出其中有出入的地方，不断完善自己回忆中的故事。

研究发现，人在回忆时，过往的片段不断刺激大脑神经，让大脑不停地运转，回忆起来的事情会在大脑中再加深印象，同时使一些失效的神经冲动渐渐得到恢复。最后要说的一点是，最好回忆一些开心快乐的事情，这样大脑才会更活跃，记忆力才会提升得更快。

01.15

01月15日

书写灵感

目的：增强大脑记忆能力

　　人们总是抱怨灵感一瞬即逝，那么为什么不把它记录下来呢？这样不仅不会错失良机，还可以在一定程度上训练你的记忆力呢！

　　要想把灵感及时书写下来，首先你必须做个有心人，比如身边随时带着便携式小本子和笔。当感觉脑中有了某种想法时，立刻拿出笔和本子记下，要尽量详细。日后当你需要的时候，可以随时翻看，这样一定能清楚当时的想法，方便现在对想法进行完善和实践。

　　记录灵感的时候就是大脑在高速运转的时候，当你再翻看记载下来的想法时，这些信息会刺激你的脑神经，让它不断去回忆，从而使你的大脑更加有活力。所以，中老年朋友一定要做有心人。

01.16

01月16日

随时梳头

目的：增强大脑记忆能力

　　今天，我们继续给你介绍提高记忆力的"小动作"，它简单方便，还很实用，这就是梳头。

　　准备一把牛角梳子，最好是梳齿较为密集的。梳头的时候按照从上到下、从前到后的顺序梳理。一次梳头的时间最好在3～5分钟，每天进行3～4次。另外，我们还可以用手指代替梳子。将双手十指微微张开，作梳子状，按照同样的方式和顺序轻轻梳理头发就可以了。

　　梳头这样的小事情无论什么时候都可以进行，因此平常没事的时候你可以多梳梳头，让头皮的血液循环状况大大地改善，从而有助于提高记忆力。除此之外，梳头还能起到健脑的作用，如果有神经衰弱的朋友，这个方法就更加适用了。

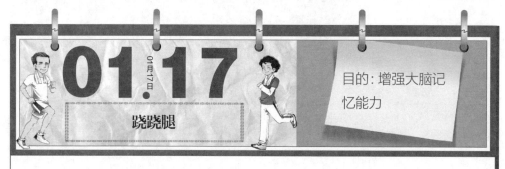

01.17

01月17日

翘翘腿

目的：增强大脑记忆能力

今天我们给大家介绍一种小方法，可以很好地增加头部的供血量，起到增强记忆力的作用，这种方法就是翘腿。

准备高低两把椅子，你需要坐在低的椅子上，将双腿放在那把高的椅子上。另外，这个动作可以在书桌前完成，也就是将腿搭在书桌上，这样把腿翘起来也可以达到相同的目的。一般翘到微微感到有些累时就可以了，

接下来就要稍作休息，调整身心。

翘腿时一定要注意安全，不要将自己弄倒了。并且关键的一点是，腿放置的高度一定要高过心脏。只有这样，才能使腿部和脚部的血液更好地回流到心脏和肺部等处。当心脏的血液量增加，那么进入头部的血液也会相对增加，头部的血液循环就得到改善，因此达到增强记忆力的效果。

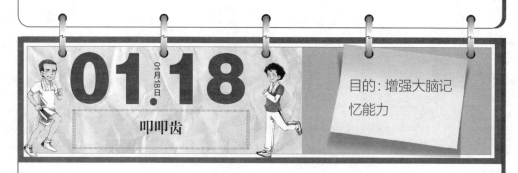

01.18

01月18日

叩叩齿

目的：增强大脑记忆能力

前两天我们介绍了梳头和翘腿的方法，今天我们再给你介绍一种原理相同的方法——叩齿。

叩齿，就是假装在吃东西，让牙齿做上下左右的运动，不断碰撞，不断咬合。在闲来无事的时候，比如晚饭后散步，又或者是在看电视的时候，都可以做一下这个小运动。每次做50次左右，一天做3～4次就可以了。

叩齿的时候，会很好地拉动头部的肌肉，促进头部的血液循环。头部血液循环加快就会使大脑感觉神清气爽，记忆力自然就会提高了。同时叩齿还可以使唾液分泌增多，唾液里含有腮腺素，这种物质可以促进新陈代谢延缓人的衰老。因此，经常叩齿，益处多多。

01.19

01月19日

球体训练

目的：增强大脑记忆能力

　　记忆衰退是许多疾病的前兆，因此锻炼记忆力是中老年养生非常重要的一个环节。今天我们介绍一种简单的训练方法——球体训练法。

　　1.在面前放一只乒乓球，然后将全部注意力集中到它上面，并且将对其他东西的印象驱逐出大脑。这个方法主要是训练外部视觉，要逐渐增加训练的时间。

　　2.接下来，将注意力移到"内部"。闭上眼睛，想象刚才看到的球体，并且使它占据所有的注意力。

　　3. 最后继续回到外部。这次使球运动起来，让它在两只手之间水平往复运动30秒左右，保持双眼紧跟球的运动而转动，这会使左右脑处于一种相互作用的状态，有助于修复记忆力。然后将球放下，不看东西训练眼球的转动，最好的方法是保持眼球的左右平动，每次训练30秒。

　　上述这些训练对于左右脑的协调有很大的好处，对培养注意力起到重要作用。

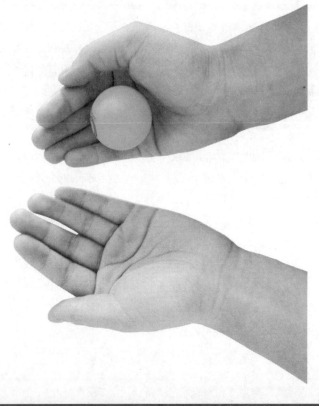

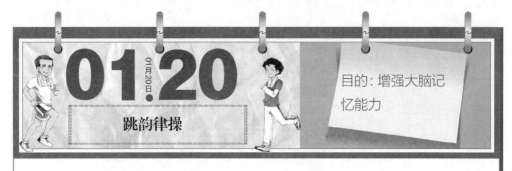

01.20 01月20日

跳韵律操

目的：增强大脑记忆能力

今天我们要说的是韵律操。在进行韵律操训练前先舒活一下筋骨，然后打开音乐，适应一下旋律，同时做几下深呼吸，集中精力聆听音乐。在进行韵律操训练的时候一定要使身体彻底放松、合理伸展。其中手臂和腿部的训练是最为重要的，手臂的动作有摆动、环绕、波浪等，腿的动作则有踢、举、屈、蹲、擦等，将这些动作随着音乐的节奏进行组合、变化、变幻，就成了美丽的韵律操。

韵律操是一种有氧运动，不仅能够强身健体，还能够刺激大脑神经的运转，使人产生愉悦感，缓解精神压力。可见，韵律操可以调动起记忆、情感、运动等多种神经中枢的运作，只要坚持训练，对提升大脑记忆力非常有好处。

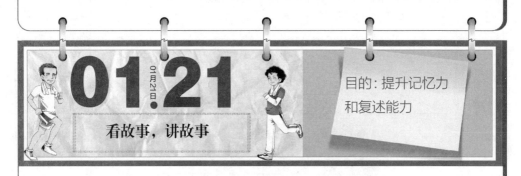

01.21 01月21日

看故事，讲故事

目的：提升记忆力和复述能力

今天我们给大家介绍一个记忆训练法——故事记忆游戏。这个训练法可以让家人陪你一起玩，也可以自己玩。

如果有家人陪伴，先听家人讲一个书上的故事，在聆听的时候，你要开动脑筋，尽力去想象那个场景，理解故事的意思。如果是一个人来做的话，可以在书上找一个比较感兴趣的故事，尽量去记忆，然后自己再复述。

这两种方法最后都要和故事书进行对照，这样才知道记住了多少，才会有训练记忆力的效果。

听家人讲故事和自己看故事的效果是有所区别的，一个是通过听觉来形成记忆，另一个是通过视觉来形成记忆，如果这两种方法能够结合起来的话，对记忆力锻炼就更加有好处。

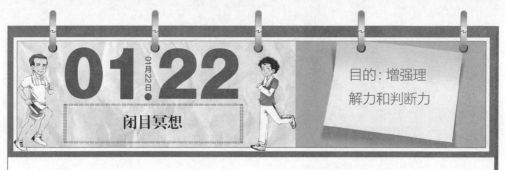

01.22 01月22日

闭目冥想

目的：增强理解力和判断力

今天，我们要给大家介绍的方法有点禅的意味，那就是"静"，也就是闭目冥想。这需要找一个比较安静舒适的地方进行。

1.冥想的坐姿比较规则，双脚盘起，双手张开，手指的拇指和中指指尖接触成环，其余三只手指自然伸开，手背放在膝盖上。

2.挺胸收腹，微闭双眼，呼吸平静，排除杂念。在进入冥想时要集中精神，感受思想的升华过程。冥想的时间一般都比较长，至少10分钟，这样效果才好，如果有需要也可以在冥想的时候配上安静有禅意的背景音乐。

科学发现，当人进入冥想时，大脑活动产生规则的脑波，这种脑波有助于激活人的自律神经、脑干、下丘脑等控制本能和激素活动的组织，从而使我们的左脑变得安静、右脑变得活跃，提高对事物的理解力和判断力。

01.23 01月23日

专心夹豆子，看你多专注

目的：提高专注力

训练专注力的方法，夹豆子游戏就是个不错的选择。

1.先选择一个相对安静的环境，然后准备两种豆子，例如红豆和绿豆，将两者混合在一起。再准备两个杯子、一双筷子。准备完毕，你要做的就是稳坐在饭桌前，用筷子从混合的豆子里分别夹出红豆和绿豆，放到两个杯子里。

2.你既可以只夹红豆，也可以夹一颗红豆再夹一颗绿豆，交替进行。做这个游戏，你可以采用计时的方式，慢慢提高自己的速度。

一个小游戏，把眼睛、手和大脑的锻炼都结合在了一起，训练效果自然很佳。你还可以叫上老伴儿或者约上朋友一起来玩，在比赛的氛围中，你的注意力会更加集中。

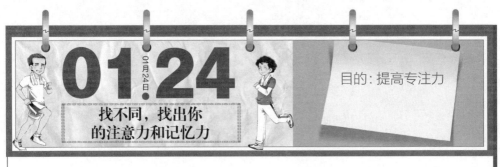

找不同是一种非常简单的游戏，可以锻炼人的观察力、记忆力和注意力。今天，我们就来为大家介绍这种训练方法。

比如下面这两幅图，里面有3处不同。现在你认真找一找，注意不要用笔在不同的地方做标记，而是直接记住找出的不同之处。给你3分钟的

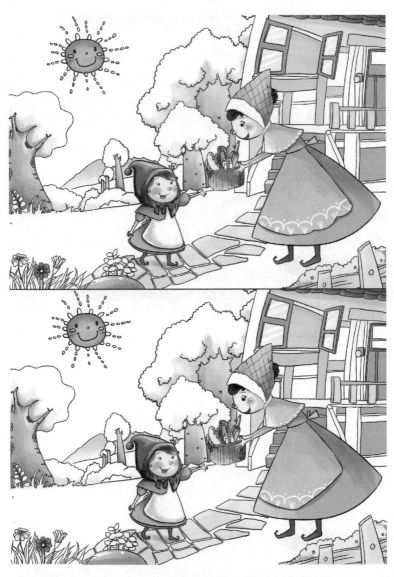

中老年人必知的365个养生法：大字插图超值版　一月任务：从大脑开始（一）

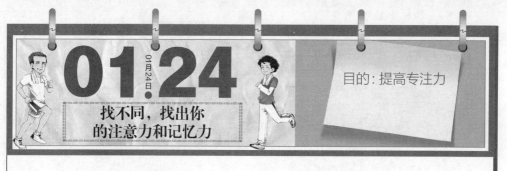

目的：提高专注力

时间，准备好了吗？开始！

　　好了，现在我们公布答案，下面的图片中已经把3个不同的地方圈出来了。现在回忆一下，自己之前找到了几个不同之处，分别位于哪些地方，

和答案给出的相符吗？

　　是不是很有趣？当你用大脑记住有哪些不同时，记忆力也会得到一定的训练，长期坚持便有所提升。

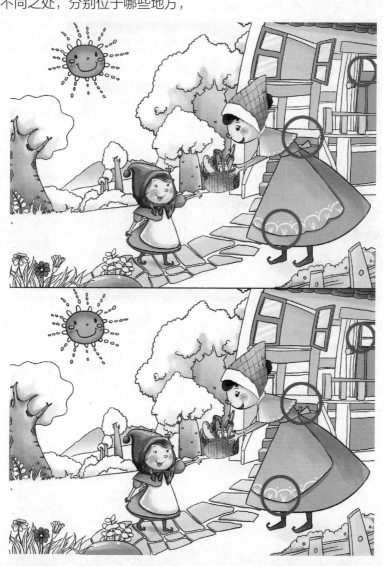

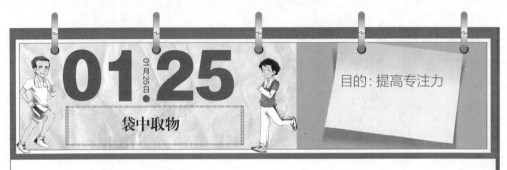

01.25 01月25日

袋中取物

目的：提高专注力

今天我们要教大家玩一种"闭眼取物"的游戏。游戏开始的时候，先准备一个空袋子，在里面装入一些大小、形状不同的豆子。把这些豆子按照一定顺序列一个清单，然后闭上眼睛，按照清单顺序逐个从箱子里摸出来，看看能不能摸对。

这个方法主要是训练将注意力集中在对事物属性的判别上，比如各种豆子的大小和形状，再比如豆子表皮的质地等。

我们平时总是通过最简单的方式来区别事物的属性，这样会使大脑变得"散漫"，注意力也就随之下降了。如果让大脑"绕个圈子"，靠双手的触觉来辨别事物的属性，这样就可以很好地刺激大脑皮质，使大脑隐藏的一些能力被挖掘出来。

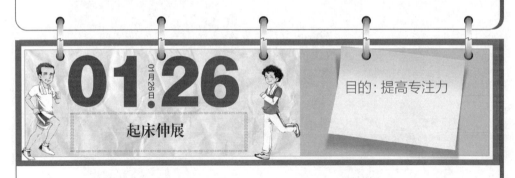

01.26 01月26日

起床伸展

目的：提高专注力

在生活中，通过做一些简单的小动作就可以让我们受益匪浅，比如，在起床前做一个小小的伸展运动，就可以训练我们的专注力。

1.清晨，当你睁开双眼，先躺在床上伸个懒腰，安一下神，然后把手指屈伸一下，屈伸的力度稍微大一点，屈伸的幅度也要大一些，就像你平时伸懒腰那样尽力去张开手指。

2.然后把脚趾屈起，脚弯曲成弓状，弯到比较大的幅度后，把脚趾张开，把脚尽量伸展开来，做完再把所有的手指、脚趾和脚板同时一屈一伸。

在屈伸手指、脚趾时，这些部位的神经时刻处于紧张状态，因为它们要听命于大脑，大脑在下达命令时，就已经将专注力都转移于此。所以这样的小动作对于训练专注力很有帮助。

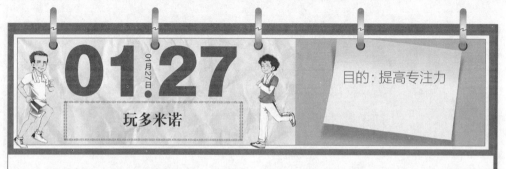

01.27 01月27日

玩多米诺

目的：提高专注力

多米诺骨牌是一项集动手、动脑于一体的运动，它可以磨炼人的意志、催人奋进，今天我们就来进行多米诺骨牌的训练吧！

在练习时一定要遵守多米诺骨牌的规则，先是非常有耐心地竖起一块块骨牌，每两片骨牌之间都有一定的距离间隔，不能太远，否则会导致骨牌在倒下时出现中断；也不能太近，否则会非常不便于操作和摆放。摆放骨牌时最主要的就是集中精力，因为稍微一分散注意力，就会导致"全盘皆倒"的后果。其次在游戏的时候还可以设计不同的图案，使多米诺骨牌倒下的瞬间更加好看、有创造性。

在摆放骨牌的时候，大脑是紧张工作的，而到了最后推倒骨牌的时候，长时间紧绷的神经一下子得到放松，从而使人产生很大的愉悦感和成就感，这对于中老年朋友的身心也是非常有益的。

01.28 01月28日

闭目深呼吸

目的：提高专注力

锻炼注意力最主要的一点就是坚持不懈，所以今天我们就教给你另一种方法——闭目深呼吸法。

1.闭目的时候要注意的是将眼睛闭到"七分闭、三分开"的程度；然后慢慢深吸一口气，感觉自己的腹部鼓起来后，再用比吸气时更慢的速度缓缓地呼出这口气，把腹腔内的空气排完后，再重新吸气。

2.吸气呼气持续5～8次之后，睁开双眼，开始梳理眼前要做的工作，按照轻重缓急的顺序去一件件理顺。

闭目深呼吸法可以将吸入的大量新鲜空气输送给大脑的额叶外侧，促使脑部活跃起来。对于专注力不是很强的人来说，这是一种有效的刺激手段。但需要注意的是，不要做太多次数的深呼吸，以免出现头晕眼花的症状。

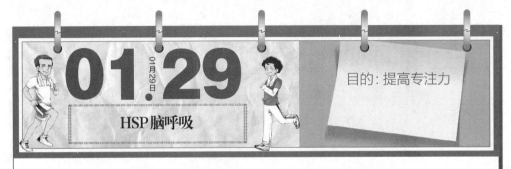

01.29
01月29日

HSP脑呼吸

目的：提高专注力

　　你知道吗？大脑可以在现实和想象之中建立联系。今天，我们教大家的"HSP脑呼吸训练法"正是基于这一原理而设定的。

　　1.先静坐在椅子上，进行3～4次深呼吸，呼吸的时候要尽量缓慢一些。

　　2.接下来，你需要通过想象来刺激视觉、听觉、嗅觉、味觉、触觉这5种感觉，来感觉自己真实地体验到了某些东西。闭上眼睛，想象"蓝色"，直到你"看到"海洋一般的蔚蓝；想象"小号"，直到你"听到"小号的悠扬声音；想象"麦香"，直到你"闻到"麦田的气味；想象"橘子甜"，直到你"尝到"了橘子的味道；想象"火炉"，直到你的双手感到温暖。

　　科学发现，想象对唤醒大脑非常有帮助。当你在想象和现实之间建立联系的能力越来越强时，注意力和记忆力都会有所提升。

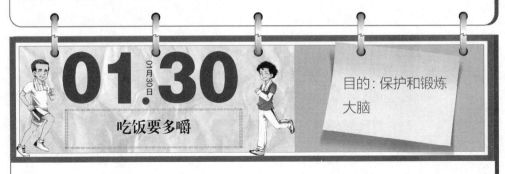

01.30
01月30日

吃饭要多嚼

目的：保护和锻炼大脑

　　中老年人吃饭时应细嚼慢咽，这除了帮助消化之外，还可以锻炼你的大脑。

　　吃一顿饭，吃到20分钟左右其实是最好的。因为胃里面的消化酶会在食物到达胃部后的十几到二十分钟内，才能达到工作的高峰，所以这段时间是消化的最佳时间段。食物在嘴里不要急于下咽，多咀嚼，嚼碎一点再咽下去，这样不仅能充分感受食物的美味，还会对大脑形成一定的锻炼效果。

　　食物在嘴里咀嚼的次数越多，大脑中感觉运动区域的血液循环就越能得到改善，血流量也会增加，进而起到保护大脑、锻炼大脑的作用。其实这个与之前讲的嚼口香糖能增强记忆力的原理是一样的。但是要说一下，也不是咀嚼次数越多越好，要适度。

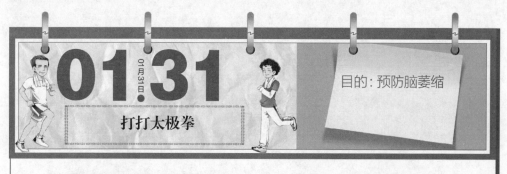

一月任务
二月任务
三月任务
四月任务
五月任务
六月任务
七月任务
八月任务
九月任务
十月任务
十一月任务
十二月任务

目的：预防脑萎缩

01.31

01月31日

打打太极拳

练太极拳是许多中老年人修身养性的方式，它的招式有很多，今天在这里我们只给大家介绍一种——"白鹤亮翅"。

1.首先立正站好，接着上身微微向左侧转动，右脚向前迈一步，将左手的掌心翻向下，左臂在胸前平屈，右手向左上方划一道弧线，掌心转向上方，此时与左手形成抱球的形状，眼睛要看着左手。

2.然后将重心向后移动，基本放在右脚上，此时上身要向右侧转动，右手向上举，左手往下落，掌心与动作方向一致，这时眼睛要看着右手。

3.接下来，左脚稍微向前方移动，使前脚掌着地，形成左虚步，而双手随着身体的转动缓慢地向右上方、左下方分开，右手向上提停于右额头前，左手下滑按至左胯部的前面，之后身体转正，眼睛平视前方。

太极拳要求以动作来引导精神和气血的运转，所以练习的时候要聚精会神，这样能增强大脑的运动量，有效预防脑梗死和脑萎缩等老年疾病的发生。

中老年人必知的365个养生法：
大字插图超值版

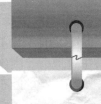

二月任务
从大脑开始（二）

　　在一月我们主要为大家介绍了一些简单的训练方式，当你打好基础后，我们就要适当地增加难度。本月，我们从促进大脑细胞自我更新、刺激脑神经、锻炼右脑，以及提高思维能力、反应能力、推理能力、自控能力、整合与逻辑能力、组织和表达能力、社交和沟通能力等方面入手，进一步提升大脑的功能。在日常生活中，你可以尝试一下新的菜肴、学一两种乐器、调换一下回家的路线、和家人一起玩玩小游戏、把每天发生的趣事记录下来、主动和身边的人沟通。当你开始尝试转变自己，你就已经为大脑注入新鲜"血液"了，此时生活也将会变得越来越充实。

一月任务
二月任务
三月任务
四月任务
五月任务
六月任务
七月任务
八月任务
九月任务
十月任务
十一月任务
十二月任务

02.01 02月01日

多健身，大脑换新生

目的：促进大脑细胞自我更新

随着社区建设的完善和人性化，许多小区增添了健身器材，中老年朋友可以利用这些器材进行强度合适、安全有效的锻炼。如果你想使身体的整体素质提高，而不是专门锻炼身体某些部位和器官的话，就可以选择一些要求协调性的球类运动，乒乓球和羽毛球就是非常好的锻炼方式，而且这种运动需要多人配合，既促进了人际关系的和谐，又能使朋友们心情舒畅，压力得到缓解。

多健身能使天然抗抑郁激素脑内啡得到释放，减轻人体压力，缓解大脑疲劳，刺激大脑细胞自我更新，减缓大脑衰老的速度。所以中老年朋友们千万不能让自己的脑子闲着，"运动起来"是锻炼大脑的好方式。

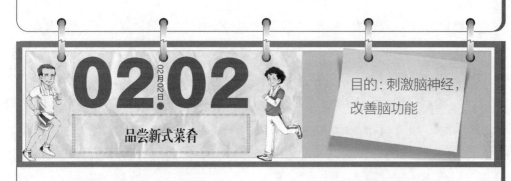

02.02 02月02日

品尝新式菜肴

目的：刺激脑神经，改善脑功能

你知道吗？品尝新式菜肴也可以起到健脑的功效。在这里，我们鼓励大家试着点一些自己没吃过的菜，"刺激"一下自己的神经系统。

你可以看着菜单来点，也可以请服务员直接向你推荐他们饭店的新品种。大伙儿在品尝之余，一起来点评，听听每个人对菜肴的看法。也许你会觉得这些菜不太好吃，但是也应适当吃一点，让大脑得到各种味道的新鲜的刺激。

当我们越来越多地去接触未知的事物，大脑神经接受的信息就越来越丰富，不断的新鲜感使得脑中的神经网连接得越来越紧密、越发达。此外，尝试新口味在锻炼大脑之余，还可以训练你以后适应新环境的能力呢！

02.03 02.03日

学习演奏乐器

目的：刺激脑神经，改善脑功能

很多中老年朋友有大量的闲暇时间，这时，我们建议大家学一些简单的、健身的、悦人心志的乐器，这不仅能给自己的生活增添浪漫的情调和乐趣，还能提升你的脑神经运动。

有些弹拨类的乐器入门比较简单，对练习者的乐理知识要求也较低，比较容易学，比如风琴和二胡。弹拨类的乐器需要我们灵活地运用手指，左右交替、轻重缓急的手法变化，会使我们的手指末梢神经得到充分的刺激，手指末梢神经是与大脑神经紧密相连的，所以最终可以刺激脑神经的运动。

此外，学习乐器除了能提升脑神经活力之外，还可以协调中老年朋友的肢体。流畅的旋律以及自身呼吸的节奏能舒缓心境，降低心脏方面的压力，因此不妨花点时间学习一下吧！

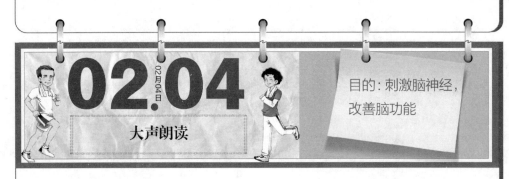

02.04 02.04日

大声朗读

目的：刺激脑神经，改善脑功能

今天，我们给大家介绍"大声朗读"的方法。

1.首先，选一篇或几篇自己喜欢的文章或是诗句，然后要注意身体姿势，如果是坐姿，就要挺直腰板；如果是站姿，就要保证身体挺拔，让两脚和肩部同宽站立，眼睛平视前方。

2.朗读的时候，每个音要读得字正腔圆，这样才能让口腔、胸腔的运动都达到最佳状态。用这种方式朗读，易使大脑进入兴奋状态，为开始一天的工作和生活打好基础。

朗读的益处很多，当你坚持半个月或一个月后，就会惊讶地发现自己变得开朗活跃了。因为每天的朗读，使大脑皮质的活动达到劳逸结合的平衡，促进了循环系统的活动与代谢，使乙酰胆碱之类的激素物质分泌旺盛，从而增加了你整个人的活力。

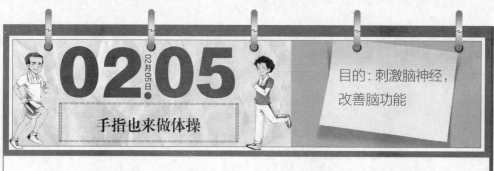

02.05

02月05日

手指也来做体操

目的：刺激脑神经，改善脑功能

今天，我们来活动活动手指，做一套简单的手指操。

双手握拳，手心朝向里面，然后把右手的大拇指与左手的小指一起伸出，再一起收回。接着，再把左手的大拇指和右手的小手指一起伸出、收回，两只手的手指交替进行。你可以在练习的过程中伴着音乐的节拍，循序渐进地加快速度。

人的手以及手指，在大脑皮质的感觉和运动功能中所占的比重不亚于其他任何器官，甚至比其他任何器官所占的比重都大，因此经常活动手指是改善大脑功能、提升脑力一个好办法。这套手指操是两只手一起做，它还能够把大脑左右半球的功能协调起来，你一定要多练练。

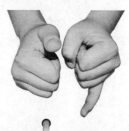

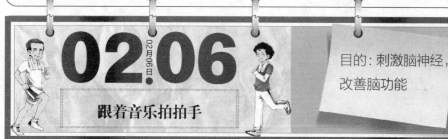

02.06

02月06日

跟着音乐拍拍手

目的：刺激脑神经，改善脑功能

我们经常能看到一些中老年人在公园里随着音乐翩翩而动。今天，我们就随着音乐来跳一段保健操吧。

1.当音乐响起，先是活动脖子，可以按照顺时针的方向绕3周，再按照逆时针的方向绕3周，让脖子跟随音乐的节奏来做。这样能增加头部的血液循环，但应注意一定的活动强度和速度，患动脉硬化的中老年人不宜做扭脖运动。

2.然后扭一扭腰部，让腰部随着音乐从左向右扭转两圈，随后换个方向扭。这样能让骨骼得到充分的活动。

3.同时你可以加上手部动作，拍一拍、搓一搓，或者甩一甩胳膊，让手打到背部为最佳。这样能增加胳膊肌肉的弹性，还能放松背部，促进背部血液循环。

4.最后，活动活动腿部和脚部，和着节奏跺跺脚，加快脚部的血液循环，再打一打腿，让腿部的肌肉得到放松。

伴着音乐锻炼，让身体在大脑的支配下做出相应的动作，能增强大脑神经的反射能力。

目的：刺激脑神经，改善脑功能

有些中老年朋友的身子骨特别硬朗，走起路来比小年轻们还快！你想不想加入他们的队伍呢？从今天起告别居室的生活，去附近的公园里练习一下快走吧！

快走是一种有氧运动，走的时候步伐要放开，速度要敏捷，步子跨出去后脚跟先落地，接着有意识地让脚板、脚尖稍稍用力着地，再用脚尖用力蹬地，使身体产生一种冲力，向前跨去。接下来的每一步都重复这个要领，坚持行走半小时左右效果最佳。如果能坚持三四个月以上，你会感觉自己年轻了几分，走路特别有朝气。

人的下肢肌肉构造复杂，连接着背部、腹部等肌肉群，活动下肢的时候，这些肌肉群在大脑中形成一个很庞大的运动神经反射区。加强腿部锻炼，是对大脑的一种绝佳锻炼。

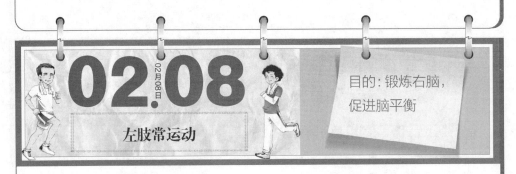

目的：锻炼右脑，促进脑平衡

日常生活中大多数人都习惯使用右手，以至于控制左手的右脑半球受到"冷落"，越来越"枯萎"。今天我们给大家推荐的是"左手练习书法"，以此来保持大脑功能的平衡。

准备好笔墨纸砚，刚开始练习的时候你一定写得不是很好，这时不需要去苛求质量，重在活动左手，从而锻炼右脑。随着左手手臂、手腕在宣纸上来回活动，你的右脑便会得到相应的锻炼，右脑的运动神经在不断的刺激中保持着自己的活力。

我们可以利用自己身边常见的工具，发明一些左肢运动的小游戏或小方法，也可以跟伙伴彼此交流，共同进步。随着练习的增加，相信你写的毛笔字会越来越漂亮，右脑也会越来越活跃。

02.09
02月09日

换只手刷牙

目的：锻炼右脑，促进脑平衡

从现在开始，咱们不妨时不时给右手"放个假"，让喜欢"养尊处优"的左手来"干些活"。今天我们给你建议的是用左手刷牙。

尽管感觉有些不方便，不过整个过程是比较有趣的，同时还能考验你的耐心。刚开始的确会觉得比较困难，但是只要勤练习，慢慢地就会变得得心应手。用左手刷牙，左手从手臂到手腕到手指，整个肢体系统都在用力和相互配合，这样的运动能让你的右脑得到充分锻炼。

合理、均衡地使用大脑是一种健康的生活方式，达·芬奇、毕加索等艺术大师都习惯于使用左手，"两个脑子"的力量当然比"一个脑子"更大，而且大脑的平衡发展还可以使我们远离脑出血之类的疾病，所以尽量去尝试吧！

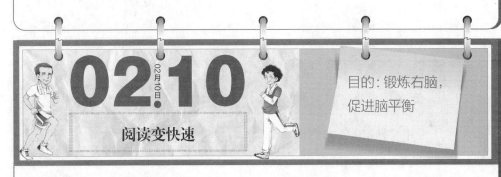

02.10
02月10日

阅读变快速

目的：锻炼右脑，促进脑平衡

读报是一种很好的习惯，今天我们给大家介绍的方法就与读报有关——快速阅读。

1.阅读的时候不要一行行地从左到右"读"下来，而是将注意力集中在整个页面上，使它形成一种图形信息，这要求我们的思考速度必须快。

2.读完后，回忆一下刚才读到的东西，比如你看到了一则关于丢失宠物的广告，回想一下它出现在报纸的哪个版面，大概写了多少字，宠物的名字叫什么等。

研究发现，传统的默读方法主要是靠左脑的调解来完成的，而快速阅读是将书本形成整体的图像，传送到右脑半球的记忆区域，由右脑半球的图像处理部位将图像中的文字解析出来，使人做到真正意义上的"看书"。这样的阅读可以充分发挥右脑的特长，使它在"实战"中得到锻炼，从而变得越来越"强壮"。

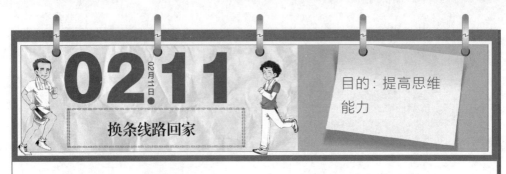

02.11 02月11日

换条线路回家

目的：提高思维能力

　　出门的时候，你是不是习惯走一条固定的路线？今天，我们就建议你换条和平常不一样的路线，这样可以锻炼你的记忆力和思维能力。

　　刚开始的时候，可以先选择较短距离的路线进行训练，比如说从小区门口到达你所居住的楼下。首先，在脑中回忆一下小区的结构，在心中有了一幅地图之后，选择平时不常走的路线，按照脑中的计划前进。

　　接下来的日子里，按照这个方式选择更远的距离来进行训练。城市的道路非常复杂，它包含着许多平面几何和空间几何的知识，设计路线的时候，大脑中的顶叶、额叶、颞叶、枕叶等许多部分需要共同配合起来才能完成。所以采用这个方法来训练大脑，效果特别明显。

02.12 02月12日

做做脑筋急转弯

目的：提高思维能力

　　老年朋友们可以和孩子们一起来玩脑筋急转弯，这样不仅会增加乐趣和温馨感，还有助于提高大脑的反应，预防老年痴呆症。

　　现在看看这两个脑筋急转弯吧！其一，有条大船，边上挂着长3米的软梯，距离海面有2米，海面每小时上升1米，几小时把软梯淹没呢？其

　　二，有一只肥壮的绵羊，用一年时间能吃掉地上一半的草，请问它把所有的草都吃完需要多少年呢？请仔细思考，谨慎回答哦！

　　看到这两个问题，你是不是拿着笔在纸上计算一遍又一遍呢？这两个游戏的答案参见2月16日日志。

02.13 02月13日

玩玩趣味猜谜语

目的：提高思维能力

许多人希望花有限的时间来达到快速健脑、提升智力的目的，而猜谜语游戏就是一种很有效的方法。

这里就有一则谜语："萤火虫亮晶晶，打一个城市名。"你先琢磨着，我们接着来说猜谜语的好处。猜谜语能够使人大脑探索许多新的逻辑形式，产生新的神经冲动，从而使大脑更加健壮；而且猜谜语还能让人感到快乐，在愉快的情绪下，大脑接受到的刺激会更加明显，激发脑部顶下小叶和中央旁小叶的活力，从而提高记忆力和思维能力。

谜底参见2月17日日志。当然，在猜谜语的时候你还可以发现一些与标准答案不同的"正确答案"，甚至可以根据一些事物，自己创造谜语。这些谜语和答案是大脑进行不同逻辑运转的结果，可以提升创造力和发散思维。

02.14 02月14日

互拍手背

目的：提高思维能力

游戏可以说是放松、消遣的法宝，中老年朋友同样还可以通过游戏的方式来做一些脑力的训练，比如今天要说的互拍手背游戏，它就可以训练你的反应能力。

游戏的规则很简单，找上你的老伴儿或者某位朋友，你们两个人各伸出一只手，掌心相对横放于空中，你的手在下，对方的手在上。让对方随便喊一个什么口令，在听到口令的瞬间，你迅速把手翻上来，与此同时对方肯要快速地缩回手掌，不让你拍到。玩上一段时间后，就换换角色，由你来发口令，扮演"被攻击"的人。

这个游戏不仅可以使你的神经系统得到锻炼，而且还能起到训练听觉反应灵敏度的作用。它既简单又实用，在玩的过程中还可以增进你和亲朋好友之间的感情。

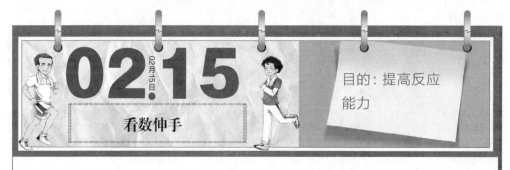

02.15 02月15日

看数伸手

目的：提高反应能力

今天我们还是通过玩游戏来锻炼反应能力，这个游戏叫做"看数字，伸出手"。

1.首先我们把一些数字写到卡片上，数字的大小以你在2米远的地方能看清楚为标准。你和老伴保持2米左右的距离相对而坐，由对方不断出示卡片。

2.具体的规则是，如果你看到卡片上的数字是奇数，就伸出右手；如果是偶数，就伸出左手。这个游戏也要规定时间，比如说1分钟内完成20个，慢慢缩短时间增加难度。要注意的是，下次玩的时候可以对规则进行稍微的改动，比如把看到奇数伸右手换成伸左手，以防自己形成思维定势，反而不能发挥训练反应能力的效果。

这个游戏看似简单，但它对于中老年朋友反应能力的训练效果却非常明显。只要持之以恒，就能改善大脑的功能。

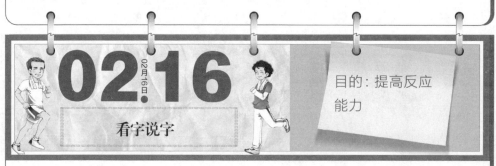

02.16 02月16日

看字说字

目的：提高反应能力

你的反应能力是不是正在减弱？这时就需要加强反应能力和专注能力的训练。今天不妨通过"看字说字"的游戏来训练。

1.这个游戏玩起来其实很简单，先要准备好一些带有汉字的卡片，汉字的大小以在2米远的地方能看清楚为宜。你和老伴相对而坐，距离保持在2米左右。

2.先是让老伴手里拿着卡片，你来说字，如果没有在3秒钟之内说出，不要气馁，继续努力。如果以后能在3秒钟之内说出来了，就可以增大难度，比如说1秒钟之内就反应出来是什么字，并且大声读出。

我们只要利用这种简单的游戏，就能够让自己大脑的反应力和专注力得到很好的锻炼，以后就不用再听老伴说你反应慢了。

2月12日脑筋急转弯问题答案：滑梯永远不会被海水淹没，绵羊也永远吃不完地上的草，这用一个成语和一句诗就可以解释——"水涨船高"和"野火烧不尽，春风吹又生"。

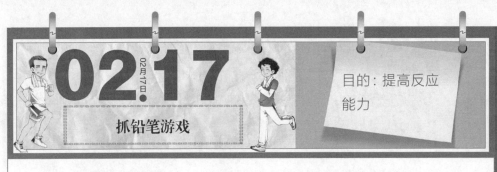

一月任务
二月任务
三月任务
四月任务
五月任务
六月任务
七月任务
八月任务
九月任务
十月任务
十一月任务
十二月任务

02.17 02月17日

抓铅笔游戏

目的：提高反应能力

为了让脑子越用越灵活，今天我们向你介绍的是，通过抓铅笔的游戏来提高反应能力。

1.让老伴儿用手抓着一支笔的笔端，五指朝下，你的手则位于笔的下方，保持随时准备抓东西的姿势。这个时候，你开始跟老伴儿聊天，在聊天过程中，你同时需要注意铅笔什么时候降落。

2.当老伴儿突然松手，你要做的就是在落下的瞬间迅速抓住铅笔。第一次如果没有抓住，很正常，继续多练习几次，渐渐地你就会发现完成这个任务并不困难了。接下来你还可以跟老伴儿互换角色。

玩游戏时，我们眼睛紧盯着铅笔掉落，做好抓住铅笔的准备，当铅笔掉时，大脑会支配手部的神经系统和肌肉去抓住铅笔。整个过程同时锻炼了眼睛和手的反应能力。

2月13日谜语谜底：昆明。

02.18 02月18日

快乐歇后语

目的：提高反应能力

歇后语不仅听起来风趣幽默，还有提高记忆力和大脑反应能力的功效。下面，我们就向你介绍一个可以和朋友一起玩的歇后语游戏。

首先由朋友说出歇后语的前半句，然后由你来迅速接出后半句。或者让朋友说下半句，你接上半句，这是一种逆向思维的反应训练，难度更大一些，效果也更好。每次的对接都要规定时间，在游戏过程中如果没有接上也不要放弃，反复地记忆，下次做游戏的时候出现相同的歇后语，争取在第一时间接上来。

歇后语是我们生活中的"调味品"，对生活中发生的事用歇后语做出评判，在锻炼了分析能力之余，也能训练反应灵敏度。生活中我们不妨经常做一做这个游戏。

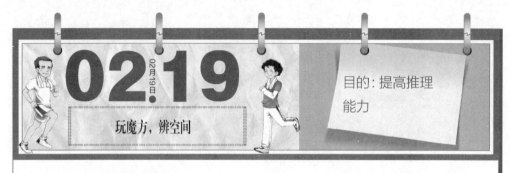

02.19　02月19日

玩魔方，辨空间

目的：提高推理能力

中老年朋友随着年龄的增长，推理能力会逐步下滑，那么今天买一个魔方回来玩一玩吧，体验一下这个小正方体的神奇之处。

玩模魔方的时候，需要注意的是：第一，一定要充分调动自己的大脑去推理和进行空间想象，不要一味地跟着教程来做；第二，无论能否成功，我们只要尽力而为就可以了，还原一个面就已经非常了不起了，而且这个小小的过程就已经对推理能力进行了很好的锻炼。

魔方不仅能提高你的逻辑推理能力，还能提高空间想象力，让你的大脑越用越灵活，反应能力也会相应地提高。在闲来无事的时候拿起来玩一玩，每天玩一会，长久这样坚持，就能让你的推理能力显著提高。

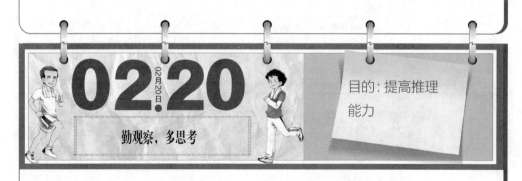

02.20　02月20日

勤观察，多思考

目的：提高推理能力

平时，你对身边的事情关心吗？如果在平时不注意观察生活，不思考事情，这会让你的大脑变得迟钝。所以，在日常的生活中我们要注意观察周边人和事情的变化，善于去发现变化，并对变化的结果进行合理的推理。比如当你突然碰到一个很久不见的老朋友，发现他明显变黑了，你就可以推理一下这是怎么回事。

对生活中的小事情进行观察和推理，可以活跃大脑额叶、顶叶等多个区域，同时也是一种趣味性的生活方式，你可以在推理中发现更多的生活乐趣，使我们养成善于观察、关心他人、热爱生活的好习惯，是一件又健脑又美化心灵的事。

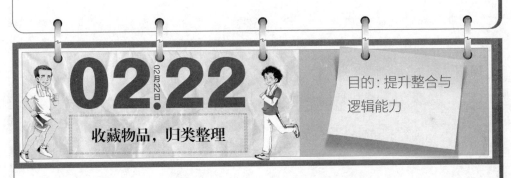

02.21

02月21日

**每天记记日记，
生活历历在目**

目的：增强自控
能力

科学表明，人的自我控制能力是需要训练的。那么，我们采用什么样的方法才能很好地训练自我控制能力呢？记日记就是一个好方法。

首先我们需要准备好笔和本，最好把它们放在一个固定的地方以便每天提醒自己。日记不需要长篇大论，只要把自己今天所见、所思、所感记下即可。我们做这项训练要求每天都要记录一点东西，即使是很平淡的一天，也要记下一些小事情，不断提醒自己，这样才能让自己控制力得到提高。

刚开始写日记的时候，可能某一天会忘记写，那就让老伴来提醒你吧。但是记住，一定要自觉而不是依赖于他人的提醒，这才是自我控制力的表现。现在就拿上笔和纸开始行动吧！

02.22

02月22日

收藏物品，归类整理

目的：提升整合与
逻辑能力

收藏的爱好不只是给生活增添情趣，其实还能够锻炼大脑的整合能力与逻辑思维。从今天开始，做一个全新的"收藏家"吧！

如果你是一个爱听戏的人，那么你完全可以去收集一些戏曲的唱片，如果熟悉电脑，还可以收集MP3，接下来按照戏剧种类、出版时间、主演或是演出地点等进行分类。这样的锻炼，可以让我们的大脑处于不断整合外界信息的过程中。

科学发现，对物品进行清晰、有条理的分类，依靠的是大脑的顶叶和颞叶活动，是记忆力、信息整合力以及逻辑思维的表现。这项训练既可以增加生活乐趣，又可以强健大脑，何乐而不为呢？

一月任务
二月任务
三月任务
四月任务
五月任务
六月任务
七月任务
八月任务
九月任务
十月任务
十一月任务
十二月任务

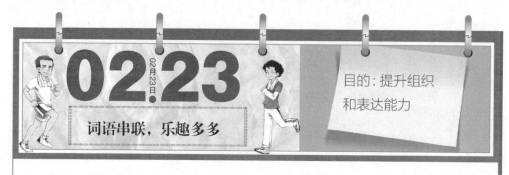

02.23 02月23日

词语串联，乐趣多多

目的：提升组织和表达能力

今天，我们来做一个相对较为复杂的游戏，深度锻炼大脑的组织能力和语言表达能力。这个游戏的名字叫做"词语串联"。

找亲朋好友一起来玩，随意给出几个词语，比如窗户、皮球、小孩、苹果，然后把这些词语串联成一句完整的话：窗户外，一个小孩边吃苹果边踢皮球……你可以把这几个词语以不同的串联方式，组成意思完全不同的其他句子。

注意，游戏是有时间限制的，一般为1分钟左右。游戏中需要充分发挥想象力，在把各个词语串联成一句完整话的同时，还要注意将意思表达清楚。这个游戏能刺激大脑的神经系统和记忆细胞，让我们的大脑变得灵活，从而锻炼组织能力和表达能力。

02.24 02月24日

文字接龙，思维灵敏

目的：提升组织和表达能力

今天我们仍然来做一个锻炼脑部思维能力的游戏，它的名字叫做"文字接龙"。

1.游戏规则：首先我们要说一个成语，然后把成语的最后一个字当作下一个成语开头的字。为了增加趣味性，我们只需要让字的音相同即可，不必要使完全相同的字首尾相连，比如"一心一意→异想天开→开门见山……"照这样依次接下去。

2.每次在接下一个成语的时候，考虑的时间不能超过10秒钟。如果有人没有接上或是超过了规定的时间，就要为大家表演节目，以供娱乐。此外，我们还可以接歌曲，方法一样。

在游戏中，大脑处于高速运转状态，脑细胞十分活跃，脑神经也十分紧张，通过不断地调动大脑中储备已久的知识，能使大脑得到充分的锻炼。

02.25 02月25日

口袋藏书，积累知识

目的：提升组织和表达能力

看到同龄人说话时出口成章、引经据典，你会不会羡慕他的口才？其实你也可以做到这样。今天，我们就为大家介绍一个实用的方法——"口袋藏书，积累知识"。

首先，需要准备一个"口袋本"。我们建议大家自己做，方法十分简单，把准备好的白纸剪成9厘米（宽）×13厘米（高）大小，装订好，再粘上一个漂亮的封面就大功告成了。在生活中，当你遇见那些精彩美丽的句子和语段，就抄录下来，空闲的时候，怀着轻松的心情去欣赏，同时朗读、背诵。

这种方法要求你要有特别的耐心，也要注意多留心观察身边的事物。此外，光看而不读、不背是不行的，还要大声朗读，这样才能让你的表达能力得到提高。

02.26 02月26日

走出家门，与人交往

目的：提高社交和沟通能力

当你长期待在家里的时候，会不会感觉生活好像停滞了呢？现在，赶紧给自己安排一个丰富而有意义的行程吧，走出家门，看看外面的世界和朋友。

先把自己想去拜访的朋友名字列成一个清单，然后对于拜访的日程做一个小小的计划表。你可以找来一张地图，在上面画一画，选择合适的路线，这样不仅方便你出门，关键是可以锻炼你的大脑。完成准备工作后就出发吧！

科学发现，社交是我们获得知识、交流情感和调理身心最重要的途径。缺乏好的交流，会使心情压抑、沮丧，社会适应力减弱，甚至出现话在嘴边却说不出来的现象，这些都是大脑皮层长期处于停滞状态所造成的。所以多多交流，传递幸福，对自己、对他人都是美好的事情。

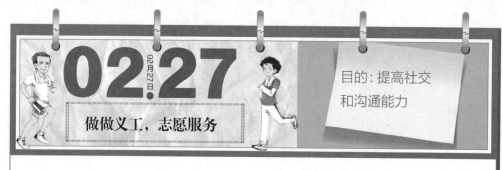

02.27 02月27日

做做义工, 志愿服务

目的: 提高社交和沟通能力

平时你是不是总喜欢坐在家里, 仅仅依靠电视或报纸来解闷呢? 这样的日子多无聊, 快来看看今天我们给你介绍的方法吧! 走出去, 参加一些老年义工或志愿者活动, 比如种树。准备好一把铁铲、一只小桶、一些种子, 大家一起出去种植花草树木。春天正是种花的季节, 那些空地都等待着被翻新泥土, 孕育生命呢!

社会学家发现, 我们获得知识和幸福感的最主要途径就是与人交流, 特别是老年朋友, 长时间的沉默会使大脑皮质颞叶部分和边缘系统的活动减弱, 影响人的情绪, 导致人际交往能力下降, 甚至诱发许多心脑血管疾病。所以, 如果大家能够坚持参加一些义工或志愿者活动, 以上问题都可以得到解决。

02.28 02月28日

跨越陌生, 勤打招呼

目的: 提高社交和沟通能力

我们怎样才能让自己的语言沟通能力得到大步提升呢? 只要你按照下面的方法来做, 就会收到良好的效果。

看到年纪相仿的老年朋友, 要主动和他们打招呼, 不要因为不认识而放弃锻炼的机会。聊天的时候, 你要利用好每次机会, 适时地发表自己的意见, 不要因为怕说错话、怕心理受挫就保持沉默, 只有敢于承受挫折和

别人的反驳, 才能更好地锻炼自己。另外, 你还可以用以前的交际经验来帮助自己, 或者看一些关于老年朋友如何沟通的书籍来掌握一些和陌生人沟通的技巧。

这种方法不仅能改善人际关系, 同时能让自己变得勇敢。通过一段时间的训练, 你就可以提高语言能力和沟通能力, 让自己变得开朗起来。

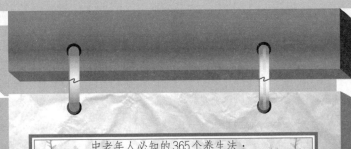

三月任务

头发、眼睛、耳朵、鼻子、口腔

　　步入中老年后，头发开始不断出现问题，感官功能也随之下降。本月我们就从头发和五官入手，为大家介绍防治脱发、白发、眼疾、鼻部问题、耳部病变、口腔疾病的方法。你可以通过按摩，来增强头发的韧性，预防脱发、白发，同时还可以增强五官的抵抗力；另外，经常做一些小运动也可以提高五官的功能，如活动眼球、做一些健耳操等。同时，我们还要注意一些生活习惯，如不随便拔鼻毛、及时补充营养等，从侧面做好保健措施。我们为大家提供了详尽的保健方法，只要大家合理安排，就会收到意想不到的效果。

最近一段时间，你是不是发现脱发现象越来越严重？别担心，掌握正确的梳头方法，就可以达到防止脱发的效果。

早晨起床后或者晚上入睡前，先用梳子从额头向脑后梳2～3分钟；然后分别从左鬓梳到右鬓、从右鬓梳到左鬓，各2分钟；最后把头低下来，从底部发根处向前梳1～2分钟，当你感觉到头皮有热胀感时就可以停下来了。

另外，梳子也有讲究，最好选竹制的密齿梳、牛角梳和木梳，它们能起到很好的按摩效果。最差的是塑料梳子，最好不要用。

经常梳头可以促进发根部位的血液循环，加速毛囊部位的血液流动，这样毛囊中的毛乳头便能吸收到足够的营养用以供给发根，使发根坚固。

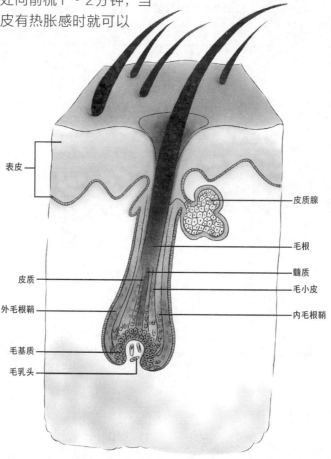

表皮

皮质腺

毛根

髓质

皮质

毛小皮

外毛根鞘

内毛根鞘

毛基质

毛乳头

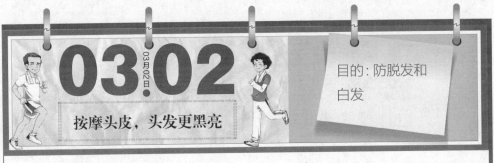

03:02

03月02日

按摩头皮，头发更黑亮

目的：防脱发和白发

照镜子时，当你猛地发现自己两鬓竟然有点"染霜"，会不会感到有点震惊呢？没关系，今天就教你一招按摩头皮的方法，帮助你摆脱白发的困扰。

先将十指弯曲，然后用指尖和指腹从额头上的发际线开始，从前往后经头顶一直按摩到头后面的发际线为止，时间持续10～15分钟。然后，手势不变，两手同时从两鬓梳到头顶，时间持续5～10分钟。用手指按摩完后，再用两手的食指和中指在头皮上画圈，所有头皮都画过一遍后，按摩就可以结束了。

此按摩方法可以加速毛囊局部的血液循环，使毛乳头获得充分的血液供应，增强毛球部色素细胞的活性，加快分裂，从而有助于黑色素的分泌，使头发保持乌黑，有助于缓解白发现象。

03:03

03月03日

动动眼球，眼睛不疲劳

目的：保护眼睛，防治眼部疾病

看电视或是看书太久了，常会觉得眼睛酸痛干涩，其实你可以在看电视或看书的间隙做点小运动，就能避免眼睛疲劳的状况了。

方法很简单：坐在椅子上，将头保持正直，用眼睛上下左右地看，只动眼球，不动头，每个方向看36下。看完以后，接着用力将眼睛闭上，默数36下后，再猛地睁开眼睛，这样重复30次。做完之后，再把眼睛闭上，将两手的食指、中指和无名指并拢后按压眼皮，压到后立即拿开，这样一压一拿做15～30次。

这套动作可以有效地促进眼睛部位的血液循环，使疲劳的眼睛得以放松。当然，你也可以使用一些点好的润眼液，做完活动眼球的运动之后，滴上几滴，加倍缓解眼睛疲劳。

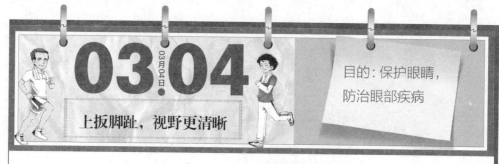

03.04

03月04日

上扳脚趾，视野更清晰

目的：保护眼睛，防治眼部疾病

今天，我们教大家做一个小运动，对视力模糊有一定的防治作用。

先将身体下弯，直到手恰好能够到脚趾的位置，接下来用双手分别抓住双脚的五趾，微微用力往上扳。在扳脚趾的同时，尽量把头往下低，每天坚持这样做5～10次，能有效改善视力模糊的状况。

这个运动虽然简单，但是保健效果却很好，能促进全身的血液循环，使头部、眼睛部位的血液循环加快，促进新陈代谢，对眼睛功能退化有一定的延缓作用。

03.05

03月05日

按压眼球，眼睛更有神

目的：保护眼睛，防治眼部疾病

保养好眼睛才能有好的视力，今天，我们就给你介绍一种能让双目明亮有神的养眼方法。

早上起床的时候，你可以用双手相互摩擦，待感觉到手掌发热以后，将手掌覆盖住双眼，重复这个动作3次。接下来，用食指和中指的指腹按压眼球及其四周部分，手法要轻，按摩的时间要尽量保持在10分钟左右，按摩完毕后可以做一些远眺，这样效果会更好。

这个方法能对眼睛起到很好的按摩作用，促进眼球及眼周的血液循环，有利于眼睛保健。如果能长期按照这个方法去做的话，不仅可以清心明目，还可以预防某些眼睛疾病，保持眼睛健康。此外，还要保持良好的作息习惯，这样才能巩固保健的效果。

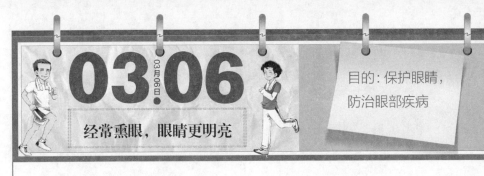

03.06 03月06日

经常熏眼，眼睛更明亮

目的：保护眼睛，防治眼部疾病

最近，你是不是觉得阅读变得费力了？别担心，今天我们给大家介绍的方法会让你的这种情况有所改善。

倒上一杯热水，用双手手指罩住茶杯口，将眼睛凑到手指上，通过指缝看着茶杯，用热水散发出来的热气熏眼睛。每次熏3～5分钟，一天2次。我们也可以用菊花、竹叶等中草药以沸水浸泡、煎汁来熏眼睛，这样的效果会更好，因为菊花、竹叶都具有明目、清热的功效。此外，你也可以在每次洗脸时，先将毛巾浸泡在热水中，然后趁热将毛巾敷在额部和眼眶部位。

熏眼不仅可以改善眼部的血液循环，还可以给眼睛补补水，使双眼明亮有神。无论是用开水还是茶，都可以使眼睛非常舒适放松，滋润不干涩。

03.07 03月07日

看看手指，眼睛更灵活

目的：保护眼睛，防治眼部疾病

随着年龄的增长，眼部肌肉的弹性会逐渐减弱，调节功能也会慢慢退化。面对这种情况，你需要多活动活动眼睛。下面这个方法可以帮助你提高眼睛的灵活度。

坐着或站着，伸出两手的食指，先将一根食指放在眼睛前约15厘米处，然后再将另一根食指的手臂向前伸直。接下来，两眼直视其中任意一根食指，当你眨眼再睁开眼的瞬间，快速将视线转移到另外一根食指上面，如此重复进行，做3～5分钟即可。每天这样做5～10次，能使眼球得到充分的活动。

除了这里介绍的方法外，我们在3月3日介绍的方法也能很好地活动眼球，你也可以再试着做一做。把两种方法结合起来的话，收到的效果会更明显。

一月任务　二月任务　三月任务　四月任务　五月任务　六月任务　七月任务　八月任务　九月任务　十月任务　十一月任务　十二月任务

老花眼是中老年朋友经常遇到的视力问题，除了配副合适的老花镜外，我们还要加强眼部保健。

早上起床和晚上睡觉前，用干净的冷水洗脸，洗脸时将眼睛睁开并浸泡在冷水里约2分钟，也可以将冷水往眼睛里泼，然后将眼部擦干。需要注意的是，患有眼疾的朋友最好不要采用这种方法，以免加重病情。接着闭上眼睛，将两手食指弯曲轻柔眼周，先从内眼角横揉到外眼角，再从外眼角横揉到内眼角，这样按揉30圈后，再用食指指尖按压太阳穴1～2分钟。

随着年龄的增长，老年人眼部的血液循环减慢，导致眼球晶状体逐渐硬化、增厚，眼部肌肉的调节能力也随之减退，最终造成老花眼。而以上介绍的眼部保健方法，能有效地促进眼周血液循环，增强眼部肌肉的调节能力，因而对防治老花眼可以起到一定的作用。

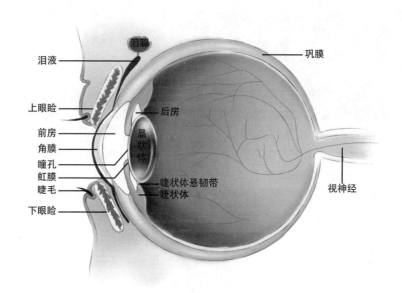

泪腺

泪液

巩膜

上眼睑

后房

前房

晶状体

角膜

瞳孔

虹膜

睫状体悬韧带

睫毛

睫状体

下眼睑

视神经

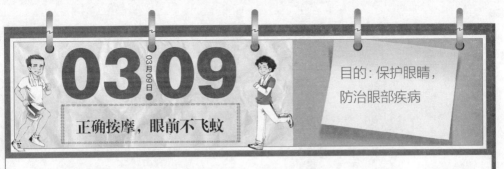

随着玻璃体的老化，眼睛很容易产生"飞蚊症"。如果经过检查没有发生病变的话，一般不会对视力造成影响。不过我们要学会防治这种症状，下面这个简单的按摩方法就可以试一下。

先平躺在床上，将眼睛闭上，把双手的食指和大拇指分别放在两只眼眶上下，向内向外旋转按摩各50次。再将食指和中指并拢放于眼皮上，向内向外各旋转按摩50次，按摩时的力度以能忍受为宜。按摩完毕后，休息片刻，然后向远处看几分钟。每天坚持做2次，可有效防治飞蚊症。

需要注意的是出现飞蚊症状时，不要在强光下看书，不要看字特别小的书籍报刊，同时也要避免摇头晃脑的动作，因为这些活动都会加重飞蚊症的症状。

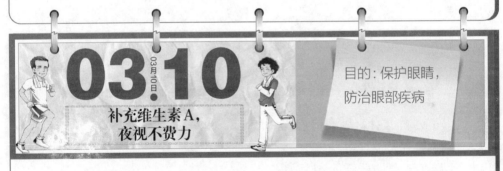

由于缺乏维生素A，中老年朋友很容易出现暂时性夜盲症。这时，不妨自己动动手做一款补充维生素A的好粥。

将100克大米放入锅中，加入适量的水。在其煮沸的过程中，将60克的羊肝切片，同适量的葱一起炒熟待用。当大米煮开花以后，放入炒熟的羊肝，一起进行熬制，熬煮到米粥再次翻水花后即可食用。连吃几天，可以明显提高视力，缓解夜盲症状。

通过补充维生素A，可以为视网膜里的杆状细胞（一种感光细胞）提供充足的营养，使其能够正常工作，从而防止夜盲症的出现。除了补充维生素A以外，还可以多做做我们前面介绍的眼部运动和按摩，也可以有效地缓解和预防夜盲症。

一月任务
二月任务
三月任务
四月任务
五月任务
六月任务
七月任务
八月任务
九月任务
十月任务
十一月任务
十二月任务

03.11 03月11日

自我按摩，晶体变清亮

目的：保护眼睛，防治眼部疾病

对中老年朋友来说，白内障也是一种十分常见的眼疾。不过，对于初期的白内障来说，我们可以通过按摩的方式辅助治疗。

先端坐在椅子上，将两手的中指分别放在两眉的眉弓上，抹5~10次。然后再将两手大拇指弯曲，用大拇指背的关节处轻擦两眼的上眼睑，10~20次即可。接着再用右手的拇指和食指揪捏位于两眉头连线中点的印堂穴，5次即可。最后，用两手的大拇指、食指和中指按上下左右的顺序围绕眼睛四周按摩300次以上。

每天按这样的方法给自己的眼睛按摩一回，能促进眼部血液循环，有效预防白内障。在做这些按摩时，如果再搭配做一做前面介绍的眼部运动，效果会更好。

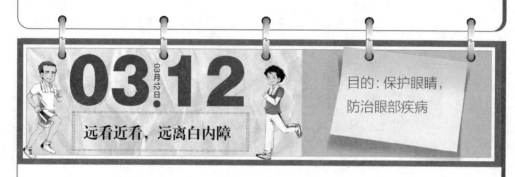

03.12 03月12日

远看近看，远离白内障

目的：保护眼睛，防治眼部疾病

今天，我们给大家介绍一种更为简单的预防白内障的方法——远看近看。

每天抬头看天，盯住天空中的飞鸟，或任何在天空中移动的东西，视线随之而动；接着，目视远方，锁定一个目标，由远及近、由近及远地来回看，反复多次；然后再环视四周，从左往右，再从右往左，反复察看，并搜寻绿叶或草地中的虫、蝶、小花等；最后凝视脚尖，再闭目养神片刻。每天早晚这样各做一次，每次5~10分钟。

这个方法随时随地都可以做，对预防白内障，尤其是辅助治疗糖尿病引起的白内障有很好的疗效。另外，我们建议大家将之前的按摩方法和这个方法结合起来使用，这样可以更好地防治白内障。

03.13 03月13日

按摩颈项，眼睛享轻松

目的：保护眼睛，防治眼部疾病

许多中老年朋友觉得颈部不舒服时，眼睛也会变得不好使。今天我们就向你介绍一下，如何用按摩的方法来缓解因颈项不适而引起的眼睛不适感。

1.当你觉得颈项部有疼痛感的时候，就用手掌或者将四指合并按揉疼痛的部位。先用右手按摩，按摩3分钟左右，按揉处感到微微发热即可。

2.然后再用左手，以同样手法按摩，也是按摩3分钟左右。一天按摩2～3次，可缓解颈项不适。

颈项部的不适会让眼睛感到疲劳，进而视力有所下降，严重时还可能导致青光眼的出现。所以在你感觉颈项部疼痛时，就试试这个方法吧，它还有利于颈部的保健呢！

03.14 03月14日

按摩头部，眼睛得保护

目的：保护眼睛，防治眼部疾病

昨天给大家介绍了通过按摩颈项部来保护眼睛，今天我们再从另外一个部位入手吧，那就是按摩头部。

1.头部的按摩稍微复杂，先要对耳垂中点，以及印堂、四白、太阳穴等穴位进行多次按揉，让自己进入到按摩的状态。

2.接下来就是对头部的正式按摩。用手指由印堂穴处向太阳穴按揉开去，然后从眼睛下面的鼻侧处向外眼角出按揉，再由眼球的上方向外眼角处轻轻推拿，

这套动作反复做36次。

3.做完上面的动作之后，将左手的拇指、食指轻轻地放在鼻子两边的睛明上，再把右手掌放在脑后，轻轻地对按3～5分钟。直到脑后有发热的感觉为佳。

上述按摩的这些穴位，都和眼睛息息相关。要正确地按摩，眼睛不适的症状才能更好地缓解，所以如果有条件的话，最好是在专业老师或者医生的指导下进行。

03.15 03月15日

热捂眼球，眼压能下降

目的：保护眼睛，防治眼部疾病

今天，我们再给大家介绍另一种方法，同样可以缓解眼睛的不适。

这个方法很简单，先快速摩擦双手，直到将双手手掌摩擦到发热为止。之后闭上双眼，把手掌的根部放在双眼上，让你的眼球感受到手掌的热度，达到热敷的效果。当感觉温度渐渐退去，再开始新一次的"热敷"。这样循环4～5次，直到眼睛渐渐觉得舒服就可以了。

双手的摩擦能够产生一股高静电，当眼球接触双掌时，那股静电流就会产生相应的治疗效果。此外，摩擦手掌本身就是一种运动，不仅对手上的穴位有按摩的效果，还能加强腕部的锻炼。要坚持每天都做，这样可以使你的眼压有所下降，使眼球逐渐变软，眼睛不舒服的症状就顺应得到有效的缓解了。

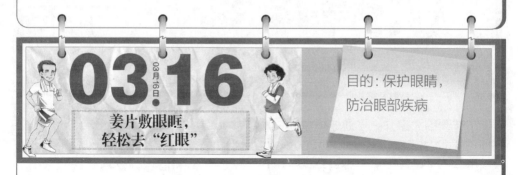

03.16 03月16日

姜片敷眼眶，轻松去"红眼"

目的：保护眼睛，防治眼部疾病

今天，我们和大家聊聊关于红眼病（即传染性结膜炎）的预防。如果你已经感染上红眼病，最好去医院就诊。当然，除了药物治疗外，还有一些治疗红眼病的小方法，你不妨尝试一下。

取生姜一块，洗净去皮切成薄片，然后外敷于眼睛周围。为了不影响活动，你还可以将其用绷带固定。生姜有抗菌消炎的功效，所以用姜片敷眼可缓解炎症。

中医认为，红眼病是由于胃肠积热，入侵肝脏所致，所以在饮食上应避免吃那些温热辛辣食物，如韭菜、葱、辣椒、白酒，及蟹、虾、黄鱼、鳜鱼等腥膻发物。喜饮茶饮的话可多喝一些清热解毒的茶饮，如薄荷茶、菊花茶等。

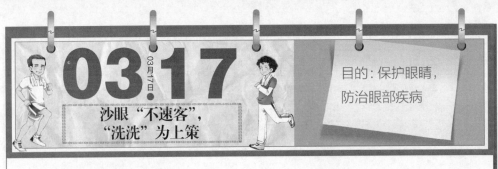

一月任务
二月任务
三月任务
四月任务
五月任务
六月任务
七月任务
八月任务
九月任务
十月任务
十一月任务
十二月任务

03.17
03月17日

沙眼"不速客"，
"洗洗"为上策

目的：保护眼睛，
防治眼部疾病

沙眼是一种常见的眼疾，今天，我们就给大家介绍一种轻松简单的洗眼方法，让你摆脱沙眼的困扰。

准备10克霜桑叶、5克元明粉，加水浓煎，待水烧开后多煎片刻；把药渣去除，药液留下；将干净的纱布浸入其中，然后对眼睛进行洗浴。用这种办法每天清洗4次，一般10天左右可获显效。

桑叶有清肝明目的神奇功效，中老年人眼目昏花可通过桑叶来防治。元明粉又称硫酸钠，有清火消肿的效果，对于沙眼、红眼等有很好的疗效，但使用时要注意剂量合适，如果过量会对眼睛产生刺激性危害。

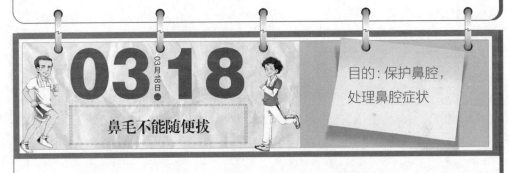

03.18
03月18日

鼻毛不能随便拔

目的：保护鼻腔，
处理鼻腔症状

有人习惯将露出来的鼻毛拔除掉，但是你知道吗？鼻毛对我们的身体起着非常重要的作用。

鼻毛是人体预防呼吸系统疾病的第一道防线，它能将空气中的灰尘和细菌阻挡在身体之外，使我们能够呼吸到比较洁净的空气。被鼻毛阻挡的灰尘、细菌再由鼻黏膜分泌出来的黏液粘住，形成鼻涕而排出体外，部分细菌伴随黏液进入胃里，由胃酸来杀死这些细菌。鼻毛可以保持鼻黏膜的温度，让外界的冷空气不至于直接进入气管，而且还可以让鼻黏膜保持湿润状态，预防干燥性鼻炎、萎缩性鼻炎以及鼻出血的发生。另外，鼻毛还可以保护我们的嗅神经不受损害，让鼻子对各种气味保持敏感。

了解了鼻毛的这些作用，你是不是觉得需要"手下留情"了呢？其实，如果你实在觉得露出鼻毛很难看，可用剪刀稍加修剪，不必非得拔掉。

03.19 03月19日

鼻腔湿润有妙法

目的：保护鼻腔，处理鼻腔症状

　　天气干燥时，鼻腔难免会出现干涩不适的现象。我们除了在室内放加湿器外，还可以通过按摩来达到润鼻的目的。

　　1. 先把双手洗净擦干，然后用右手的拇指和食指夹住鼻根两侧，再用适当的力向下拉，连续拉15下，这样能使鼻子产生发酸的感觉，从而促进鼻黏膜的血液循环，有利于分泌正常的鼻黏液，起到湿润鼻孔的左右。

　　2. 接着再将右手拇指和食指伸进鼻腔中，把鼻子中间的软骨夹住，轻轻向下拉15下。早、中、晚各做一次，能有效缓解鼻腔干燥的状况。

　　通过这种鼻腔按摩法，不仅能使鼻黏液分泌增加，保持鼻腔湿润，黏膜红润，而且还能够增强鼻黏膜的抗病能力，预防感冒和鼻炎。

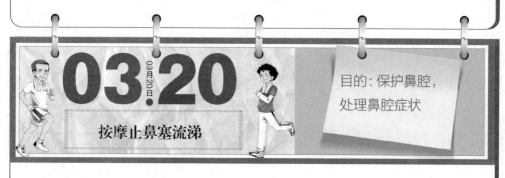

03.20 03月20日

按摩止鼻塞流涕

目的：保护鼻腔，处理鼻腔症状

　　感冒很容易引起鼻炎，出现鼻塞流涕的症状，这时除了就医外，我们还可以试试自我穴位按摩。

　　1. 先用右手的拇指和食指在鼻子的两侧从上往下揉捏，重复做5分钟后，再用两个食指轻轻点按位于鼻翼两侧约1厘米笑纹处的迎香，时间约1分钟。

　　2. 接着再用食指轻轻点按位于鼻唇沟上端处的上迎香，时间也是1分钟。每天1次。这个按摩方法对身体姿势没有特别的要求，坐着、躺着都可以。

　　这个按摩方法可以促进鼻部的血液循环，通鼻窍，防止鼻腔黏膜出现炎症。如果长期做下去，不仅可以治愈鼻炎，还可以防止鼻炎复发，预防感冒；同时，还能起到良好的鼻部保健作用。

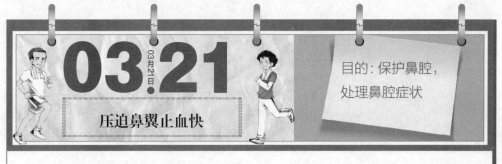

03.21

03月21日

压迫鼻翼止血快

目的: 保护鼻腔, 处理鼻腔症状

许多人流鼻血时习惯性将头仰起来止血, 事实上, 这种方法并不能止血, 而且还带有危险性。因为头往后仰, 会使鼻腔内的血液流到咽喉部, 进而被吞入食管及肠胃, 导致呕吐; 还可能被吸入气管及肺部, 堵塞呼吸道。所以, 不要采用仰头止鼻血的方法, 而是来试试下面的压迫法吧。

当发现自己流鼻血的时候, 赶紧坐下来, 把头微微仰起, 不可仰得太高, 然后用右手拇指和食指按压鼻翼的两侧, 压迫住鼻中间的软骨前部, 同时张嘴呼吸, 这样保持一段时间便能有效止血了。

通过我们上面介绍的压迫法, 可以有效抑制鼻腔的血管再往外流血, 促进血管愈合, 从而达到止鼻血的效果。

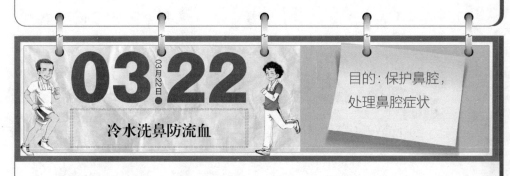

03.22

03月22日

冷水洗鼻防流血

目的: 保护鼻腔, 处理鼻腔症状

中老年朋友的鼻腔血管弹性比较差, 稍有碰触或不慎, 就可能导致血管破裂, 出现流鼻血的状况。因此, 在平日的生活中, 我们要多注意对鼻腔的护理, 以增强鼻腔血管的弹性和耐受力。今天, 我们就给大家介绍"冷水洗鼻"的方法。

早晚洗脸的时候, 用手捧一捧冷水, 将鼻子浸润在水中, 待水流干后, 再捧水洗, 这样持续洗1～3分钟。洗完后, 用两手中指上下按摩鼻侧20次左右即可。

这个方法可以加速鼻腔的血液循环, 增强鼻腔血管的弹性, 同时, 还可以保持鼻腔的湿润, 防止因鼻腔干燥而引起的血管破裂和鼻出血。如果每天坚持这样做, 便能有效预防流鼻血。

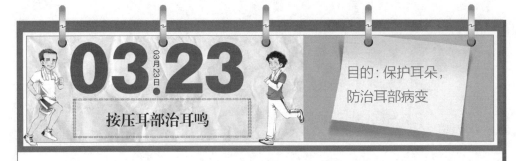

03.23 03月23日

按压耳部治耳鸣

目的：保护耳朵，防治耳部病变

你是不是有耳鸣的现象？当出现耳鸣时，你可以试着按压耳部，这样可以减轻耳鸣的症状。

1. 首先用两手手掌同时将左右耳堵住，掌心对准耳道，两掌轻轻用力，对两耳做缓慢的重压，再缓缓地放开，反复做5～10次，但是要注意在做这个动作时一定要将嘴巴张开，这样可以避免双手松开时，耳膜内外突然产生压力差，造成耳部的不适。

2. 然后再用两手的大拇指和食指分别按压左右耳廓1分钟，接着再交叉双手按摩左右耳廓1分钟。

3. 最后用双手的中指由内向外按压耳屏，盖住耳孔，连续按压20次。

通过按压耳部，可以有效促进血液循环，缓解耳鸣症状，同时对缓解大脑疲劳也有很好的作用，你可以利用空闲时间经常做一做。当然，耳鸣过于严重以至于心神不宁、感觉天旋地转的时候，一定要及时就医。

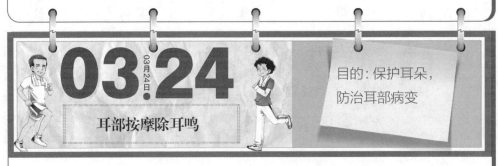

03.24 03月24日

耳部按摩除耳鸣

目的：保护耳朵，防治耳部病变

今天，我们再给你介绍另外一种缓解耳鸣症状的方法，这种方法就是按摩。

1. 首先用双手大拇指和食指轻轻按摩听会，按摩5分钟即可。

2. 接下来双掌对搓，搓热，用双掌掌心掩住耳朵，手指放在脑后，再把食指叠放在中指上面，在枕骨下方敲击，让耳朵里可以听到有像击鼓的声音，大概敲击50次即可。

3. 接下来是捂耳。再次将双掌搓热，用掌心捂住耳朵，然后缓慢松开，这样重复做捂耳动作30次。

4. 然后是捏耳廓。用大拇指和食指，按照由上到下，再由下到上的顺序捏耳廓，直至感觉双耳有发热的感觉，捏100次左右。

5. 最后就是按摩合谷，用大拇指和食指上下按摩此处80次。

上述介绍的这些动作简单易学，早晚各做一次。平时在耳朵没有出现耳鸣的时候就坚持做，可以起到预防效果；在耳鸣发作时，则能大大缓解耳鸣症状。

一月任务
二月任务
三月任务
四月任务
五月任务
六月任务
七月任务
八月任务
九月任务
十月任务
十一月任务
十二月任务

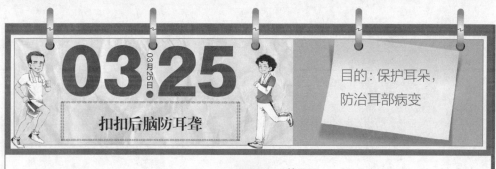

03.25

03月25日

扣扣后脑防耳聋

目的：保护耳朵，防治耳部病变

听力的减退的确是让人不能接受的一件事，一方面说明自己的确在衰老，一方面恐惧于失聪的痛苦后果。如果你发现自己有听力减退的症状，那么抓紧时间试试下面这个方法。

双手合十并上下摩擦手掌，待发热后，将双手掌心分别紧贴在双耳门上，其中用无名指、食指、中指三指扣住后

枕骨区

脑，以中指恰好可以压到位于头后面大筋的两旁与耳垂平行处的风池穴为准，然后用指尖敲击后脑，力度从轻到重，敲击3～5分钟即可。

这个叩后脑的方法很简单，你可以随时随地进行。它可以很好地震荡耳部经脉，让你的听觉保持活力，预防耳聋。

03.26

03月26日

护耳就做健耳操

目的：保护耳朵，防治耳部病变

冬天出门时，为了防止耳朵被冻伤，你习惯把帽子戴上；听到噪声时，为了防止耳朵震伤，你也会把耳朵捂上……其实，保护耳朵不止于此。我们还可以做一做下面这套健耳操。

1.用两手的食指来回按压并上下搓动两耳的耳屏处，也就是我们耳孔前那个凸出的部分，力度要稍大一些。

2.接着用两手的手掌部位轻轻捂住耳孔及其周围的部分，然后放开；放开后再用两手手掌沿着耳屏慢慢推向耳廓边；然后用两手的食指上下搓

动耳背的耳根处，手法要重。

3.接下来，用两手的手掌分别从两耳耳背的耳根处向脸部推搓，完毕后，抬起手掌。推搓时，手法要轻。

4.最后，用两手的拇指和食指分别捏住两耳的耳垂，轻轻往下拉；拉完后，用两手的拇指和食指分别捏住两耳的耳垂，并轻轻揉动。

以上介绍的这套健耳操，每个动作都要重复做30次。每天坚持做，就能够促进耳部的血液循环，有效保护听力，防止耳鸣耳聋。

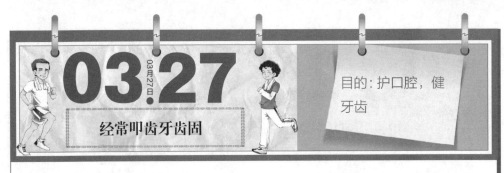

03.27 03月27日

经常叩齿牙齿固

目的：护口腔，健牙齿

年纪越大，牙齿越显得可贵，有了一口好牙，身体也会更健康。为了防止牙齿过早地松动脱落，你不妨试试下面这个方法。

在早晚起床睡觉的时候，将嘴闭合，用舌尖轻轻顶住上腭部，然后将上牙和下牙互相轻叩36下，叩完牙齿后，再用舌尖沿上下牙齿内外侧转搅一圈，然后将生出的口水慢慢咽下。

这个叩齿方法不仅能促进牙体和牙周组织的血液循环，坚固牙齿，增强牙齿的抗病能力，还能够锻炼我们腮部的咀嚼肌，使我们咀嚼食物更加充分有力。如果你能够长期做下去，定会收到很好的效果。

03.28 03月28日

搓唇也能护口腔

目的：护口腔，健牙齿

从小孩到老年人，口腔有问题的人数不胜数。那么该如何保持口腔健康呢？下面的方法你可以试试。

先轻轻闭合嘴唇，然后用右手的四指反复揉搓嘴唇，先轻后重，直到你能感觉到嘴唇局部发热为止。

搓唇可以促进口腔和牙龈的血液循环，增强口腔和牙龈对细菌的抵抗力，而且也有固齿的功效。不过，保持口腔清洁这个最基本的原则可别忘记了，在这个基础之上，才能去实践其他的口腔保健法。还有一点需要注意的是，如果嘴唇过于干燥，那么可以先润一润唇，接着再实施搓唇这个方法。

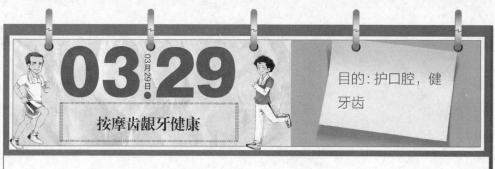

一月任务
二月任务
三月任务
四月任务
五月任务
六月任务
七月任务
八月任务
九月任务
十月任务
十一月任务
十二月任务

03.29

03月29日

按摩齿龈牙健康

目的：护口腔，健牙齿

今天，我们再给大家介绍一种保护牙齿的方法——按摩齿龈。按摩齿龈可以分为口外按摩和口内按摩两种。

1.口外按摩：晚上睡觉前或是刷牙后，将食指放在牙龈相应面部的皮肤上，然后轻轻地按照上下左右的顺序按摩每个牙龈的部位。按摩时采用小圆旋转的手法会更好，每天按摩10～15分钟即可。

2.口内按摩：刷完牙后，将双手清洁干净。然后用双手的食指在牙齿和牙龈的表面按摩，最好是做环形的按摩，即转动食指与牙齿和牙龈的接触点。先从上下颌的后牙开始，慢慢地移向前方的牙齿和牙龈处。每天早晚各1次，每次按摩10～15分钟即可。

齿龈按摩有利于改善牙龈及牙根局部区域的血液循环，提高牙龈组织的抗病防护能力。需要注意的是，当牙齿出现炎症时不能进行此按摩。如果牙石积结较多，最好先请牙医清除，然后再采用这种按摩方式。

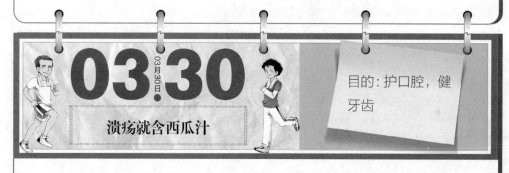

03.30

03月30日

溃疡就含西瓜汁

目的：护口腔，健牙齿

口腔溃疡对人们的日常生活有非常大的影响，最明显的一点就是影响饮食。这种情况下，有的人可能会选择药物治疗。其实还有一种更简单、更健康的方法，就是我们今天给大家介绍的用口含西瓜汁的方法来进行治疗。

将半个西瓜的瓜瓤挖出来并榨汁，然后将西瓜汁含在口里，大约3分钟之后咽下去，接着再含上一口西瓜汁，这样重复多次，可以治疗口腔溃疡。

西瓜汁具有清热解暑、利尿等功效，对因上火引起的口腔溃疡有特别的疗效。如果觉得榨汁麻烦，或者觉得只喝汁太浪费，那就直接吃西瓜吧！特别是到了夏天的时候，你可以适当地多吃点，不仅能解渴防暑，还能防治口腔溃疡。

牙龈出血、发炎红肿……你是否有过这些症状？如果有的话，则表明你要多注意对牙周的保护，你最好记住这五个字："赶、剔、漱、按、磕"。

1.所谓"赶"就是将牙齿周围的残留物给"赶"走，具体做法是：在用餐后刷牙之前，用洗净的食指顺着牙齿表层方向进行摩擦，这不仅能将吃饭时留在牙齿周围的残留物"赶"走，还能按摩牙床。

2.所谓"剔"，即刷牙时，用牙刷顺着牙缝的方向刷掉牙缝中的残留物。

3."漱"就是用2%～5%淡盐水漱口，去除残留在口腔和牙齿上的残留物。

4."按"就是轻轻用食指逐个按摩牙龈10～15次。

5."磕"就是互磕上下牙10～15次。

你如能将这五字诀牢记于心，并严格执行的话，能有效改善口腔环境，促进牙周组织的血液循环，起到防止和消除牙周炎症的功效。

中老年人必知的 365个养生法：大字插图超值版

三月任务：头发、眼睛、耳朵、鼻子、口腔

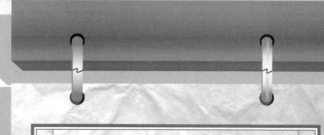

中老年人必知的365个养生法：
大字插图超值版

四月任务

皮肤、手、颈、肩

　　皮肤是最能体现岁月痕迹的部位，除此之外，手、颈、肩的灵活度也能透露出岁月的变迁，为了使中老年朋友保持"年轻态"，我们专门从皮肤护理，以及手指、手腕、颈椎、肩膀保健这几方面为大家提供行之有效的方法。在日常生活中，应学会充分利用身边的物品，如用淘米水洗脸、用白酒消炎等，闲暇时动动手指、扭扭脖子、揉揉肩膀等，这些方法会使你精神饱满、远离病痛的折磨。现在就让我们付诸行动吧！

04.01 04月01日

正确洗澡能护肤

目的：皮肤护理

在生活中，只要护理得当，中老年朋友也可以拥有漂亮的肌肤。今天，我们就从日常洗澡说起。

1.不要过于频繁地洗澡，尤其是冬季。由于中老年朋友的皮肤出现生理退化，表面缺少足够的皮脂保护，皮肤容易干燥缺水，而频繁洗澡又会带走本来就不多的皮脂保护层，让皮肤越发显得干燥。

2.一般来说，在冬季每隔7～10天洗一次澡；洗澡水的水温也不要过高，一般以和体温接近为佳。

3.另外，在洗浴时不要使用碱性较大的香皂，也不要用力搓揉，这些都会加重皮肤干燥的状况。洗完澡以后，最好还要抹一些润肤品，滋润皮肤，防止干燥。

用正确的方法洗澡，能有效护理身体皮肤，防止皮肤干燥，从而在一定程度上延缓皮肤的衰老。

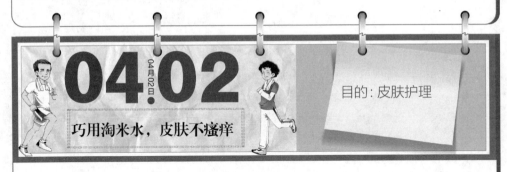

04.02 04月02日

巧用淘米水，皮肤不瘙痒

目的：皮肤护理

一旦皮肤出现瘙痒情况，首先要去医院查出病因，对症彻底治疗皮肤瘙痒。此外，我们还要学会用正确的方法缓解瘙痒症状，避免对皮肤的伤害。你可以试试下面的方法。

把1000毫升淘米水倒入锅中煮，煮开后再多煮3～5分钟，然后倒入盆中。用淘米水的热气来熏患处，待温度降低后后，用毛巾沾湿来擦洗患处，早晚各1次，每次擦洗3～5分钟。连续使用1周能够有效缓解皮肤瘙痒的症状。

淘米水呈碱性，尤其是加热以后的淘米水，具有很强的去污能力，而且质地温和，没有副作用。用它来擦洗皮肤，不仅能够去污，还能使皮肤滋润光滑，对因皮肤干燥引起的皮肤瘙痒症有很好的疗效。

04.03
04月03日

巧用沙拉酱，消除老年斑

目的：皮肤护理

随着年龄的增长，皮肤会出现老年斑。今天，我们就给你介绍一个能预防和淡化老年斑的方法。

在早晚洗过脸以后，将沙拉酱抹在老年斑处，然后进行按摩，促进沙拉酱的吸收。这样连续涂抹沙拉酱按摩超过2个月，你就会发现惊喜：老年斑不仅消退了，而且皮肤也变得更加滋润、有弹性了。

沙拉酱由鸡蛋和油制作而成，既可以自制，也可以在超市买到。老年朋友，完全可以自己制作，动动身体和手指。不过，在制作和选用沙拉酱时，最好选用橄榄油，因为橄榄油里富含维生素E等抗氧化物质，能够保护和调理皮肤表层，从而防止皮肤损伤和延缓皮肤衰老。

04.04
04月04日

拍手搓面颊，减少老年斑

目的：皮肤护理

手部和脸部是最容易出现老年斑的地方，要想消除老年斑，还要适当对自己的脸部和手部进行按摩，促进这些部位皮肤的血液循环。

1.就手部来说，可以每天拍拍手背，先用右手拍打左手手背，拍到手背皮肤微红时停止，左右手交替。每天拍打3～5次即可。

2.就脸部来说，要先用两手手掌互搓，待掌心发热后，立即用双手手掌分别搓擦两边脸颊，待面部发热后停止；接着再用手指按压每处的老年斑，当老年斑处的皮肤发热并稍微呈红色时即可停止。每天搓擦3～5次。

这些按摩方法都要长期坚持才能取得良好的效果，那种"三天打鱼，两天晒网"的态度肯定是不行的。

04.05 04月05日

目的：皮肤护理

按摩延缓面部皮肤老化

你的皮肤是不是已经开始老化了？下面，来学学怎么巧用按摩，预防并延缓自己的面部皮肤老化吧！

1.早上洗漱完毕后，把双手的中指和无名指分别放在脸颊的下部，按照从下往上和从中央到四周的顺序，顺着面部纹理的方向轻轻地用力，旋转着向前移动按摩。

2.然后，找到鼻和法令线的颊骨筋部位，把双手的食指和中指两个手指分别放这个部位，轻轻地按住不放，慢慢地向上推动。与此同时，嘴部一张一合，以使脸部处于放松的状态。

空闲时做做面部按摩，既可以打发时间，又可以促进血液循环，改善自己的面部肌肤，坚持一段时间后，你就会发现自己面部的皮肤显得比之前有光彩了。

迎香穴
小颊骨筋
大颊骨筋

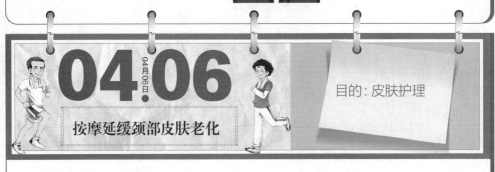

04.06 04月06日

目的：皮肤护理

按摩延缓颈部皮肤老化

颈部的皮肤老化会让人看起来很没精神，那么有没有什么方法可以延缓颈部皮肤老化？这时不妨试试颈部皮肤定期按摩。

1.首先，找到自己锁骨凹陷下去的部位。用食指和中指两个手指对上述的部位进行按摩，并且沿着胸部锁骨轻轻地向两侧滑动。

2.接着，把手平着伸开，舒展开来，放在胸部，轻轻用力地向上移动，经过颈部，直到下颌部位。

3.最后，把食指、中指和无名指一起放在耳后，大拇指则放在下颌部位，按从下颌向耳后的顺序，用大拇指慢慢滑动对颈部进行按摩，重复几次这个动作。

定期对颈部皮肤进行按摩，不仅可以保持颈部皮肤的光滑与弹性，也能够加快淋巴和血液系统的循环，从而使颈部皮肤拥有健康活力。

04.07

04月07日

自调药膏，去除疱疹

目的：皮肤护理

医学研究表明，中老年人是带状疱疹的高发人群。今天，我们就一起聊一聊带状疱疹的治疗。

我们可以用云南白药加食醋来治疗带状疱疹。具体的方法是：先用生理盐水将带状疱疹区清洗干净，然后用消毒后的针头将水疱刺破，使里面的疱液流出，并用消毒棉签将周围的坏死组织擦拭干净，最好使少量血液流出。最后，将云南白药用食醋调和成黏稠状，涂抹在患处即可。此外，也可以用抗生素软膏代替云南白药。

带状疱疹发病非常快，抓住最佳治疗时期非常关键。一旦发现皮肤有不适症状时，就应立即到医院去检查，如不能及时就医的，便可按照上面的方法进行治疗。

04.08

04月08日

疥疮侵扰，中药浸泡

目的：皮肤护理

疥疮是一种传染性很强且传播速度很快的疾病，当受到疥疮侵扰时，除了多注意个人卫生，你还可以用中药浸泡患处以缓解症状。

准备一定量的黄芩、黄柏、土茯苓、蛇床子、百部、荆芥、地肤子等，将它们放入煎锅中加少量的水熬制，待其熬成浓汁后晾成温热状态即可用来清洗患处；每天最少清洗3次，每次最少清洗15分钟；患处结痂后可在洗干净后抹上一定量的红霉素软膏。除此之外，还要每天换洗衣服，衣裤要进行烫晒。使用这种方法6天后，把衣服及日用品全部烫洗1次，然后即可停药。

另外，我们还可以通过调整饮食来减轻痛苦。每天多吃蔬菜、水果等清淡的食物，避免吃虾蟹类、羊肉、芥菜、辣椒等食物，还要戒酒，这样才能尽快恢复健康。

一月任务
二月任务
三月任务
四月任务
五月任务
六月任务
七月任务
八月任务
九月任务
十月任务
十一月任务
十二月任务

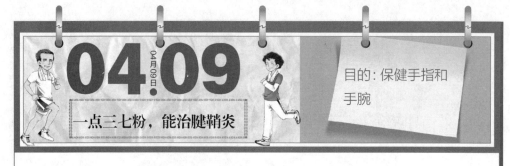

04.09
04月09日

一点三七粉，能治腱鞘炎

目的：保健手指和手腕

腱鞘炎多发生在手指和手腕部位，而且多发于中老年女性朋友身上，因为她们经常从事家务劳动，手部活动量比较大，腱鞘容易疲劳受损，引起炎症。如果你是刚出现腱鞘炎的症状，可以用些三七粉来治愈。

将20克左右的三七粉混合少许鸡蛋清搅拌成糊状，晚上临睡觉前把糊状的药膏均匀涂抹在患处，然后用纱布或是创可贴裹好，一般情况下2～3天就会痊愈。

腱鞘不仅具有固定、保护和润滑肌腱，使其免受摩擦或压迫的作用，同时它还可以维持手指的正常屈伸和肌腱滑动。当重复或过度做一个动作时，肌腱和腱鞘之间就会不断地发生摩擦，导致肌腱和腱鞘出现损伤性炎症，出现肿痛。因此，在治疗腱鞘炎的时候还要减少关节的活动量。

腱鞘　纤维韧带
肌腱
腱系膜
指骨
骨膜

04.10
04月10日

一块仙人掌，消腱鞘肿块

目的：保健手指和手腕

当你的手患了腱鞘炎以后，可能会有肿块出现，这时你可以使用下面这个方法来消除腱鞘肿块。

1.取一小块仙人掌，面积比腱鞘肿块稍微大一些，余下的仙人掌保存好，以备下次使用。

2.接下来把仙人掌表面的毛刺剔除干净，再把其中一面的表皮去掉，然后将仙人掌去掉表皮的那面敷在患处，并用胶布或纱布固定好。每隔1天换1次仙人掌，敷3～5次后，腱鞘肿块便可消除了。

仙人掌具有清热解毒、行气活血、消肿散瘀的功效，用它来治疗腱鞘肿块可以说是恰到好处。患有腱鞘炎、有腱鞘肿块的中老年朋友可以试用一下。

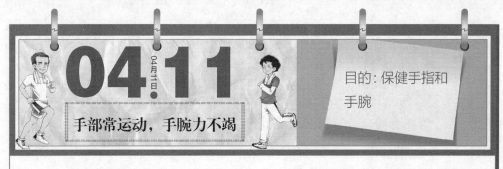

04.11

04月11日

手部常运动，手腕力不竭

目的：保健手指和手腕

要想增强手腕的力量，多做一些手部运动便能达到目的，今天就来试试我们给大家推荐的练习方法吧！

1.首先，将手臂尽量伸直，手微微握拳，然后手腕按顺时针和逆时针的方向缓缓转动，每个方向转动30次。

2.然后用手掌托住一个装满水的密封茶杯的杯底，从自然下垂的状态慢慢向上托起至水平位置；接着用手向下拿住杯盖，慢慢放下，恢复到开始的自然下垂状态，重复做30次。

3.接下来，一只手握住装满水的密封茶杯尽力将手臂伸直，接着左右翻转手腕30次，然后换另一只手做。重复3～5次。

手部运动不仅能有效锻炼腕屈肌，增强腕部力量，还能够缓解手部疲劳，保持手部的灵活。

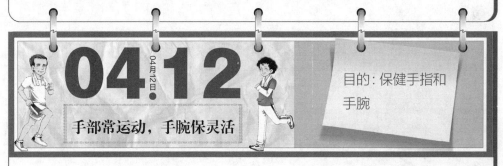

04.12

04月12日

手部常运动，手腕保灵活

目的：保健手指和手腕

今天，我们给你介绍几个手部小运动，能很好地缓解手部僵硬的情况。

伸出左手，手臂尽量伸直，掌心向外，大拇指朝下，然后用右手将左手四指握住并向后扳，保持30秒左右，注意扳动时的力度不可太大，以免伤到手腕。左手做完后，接着换右手做，两只手各做3～5次。

手腕活动了以后，再来活动手指，先按摩一下手指，用右手的拇指和食指从左手的大拇指开始，依次揉捏5个手指，每个手指揉捏15秒左右，重点按摩关节处，按摩完毕后换手做同样的动作。

这些手部小运动，不仅能使手部得到很好的锻炼，促进手部的血液循环，从而缓解手部疲劳僵硬的状态，而且还能增加手腕和手指的灵活性。

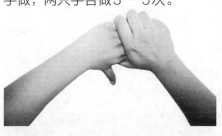

一月任务
二月任务
三月任务
四月任务
五月任务
六月任务
七月任务
八月任务
九月任务
十月任务
十一月任务
十二月任务

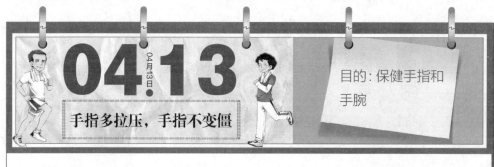

04.13 04月13日

手指多拉压，手指不变僵

目的：保健手指和手腕

手指变得僵硬、伸屈不畅，可能是由于手部过度疲劳导致的。这时，你可以适当让手部休息一下，做做按压来恢复手指灵活。

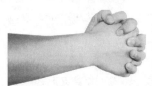

1.将十根手指环环相扣，并深吸一口气，然后将手臂尽量伸直，用力向外拉，拉的时候，慢慢向外吐气。

2.重复上面的动作3～5次后，伸出左手，掌心朝下，用右手拇指按住左手腕，然后用余下四指向下按压左手拇指。重复3～5次后，换手接着做。

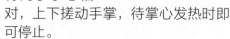

3.以上动作做完后，再将两手掌心相对，上下搓动手掌，待掌心发热时即可停止。

通过拉压手指，能让手指及手指关节得到锻炼，有效促进手指及整个手部的血液循环，从而缓解手指的疲劳状态。这些动作随时都可以做，经常练习还可以增加手指的灵活性。

04.14 04月14日

提前预防，远离落枕

目的：保护颈椎，预防颈部病痛

落枕是人们在睡觉过程中很容易发生的小意外，一旦出现落枕，不仅会让人坐卧不宁，而且还限制了行动。因此，在日常生活中，应做好预防工作，远离落枕。

1.首先，选用一个适宜的枕头。枕头的形状最好是中间略带凹形；高度以侧睡时的肩高为宜，女士约为8～10厘米，男士约为10～15厘米；枕头要软硬适度，使颈部充分接触到枕头。

2.其次，经常做一做颈部运动。一般每干活1左手腕2个小时后，就适度地前后左右转动头部，尽量能达到各个方向的最大伸展度，但是不要过度，尤其是患动脉硬化的中老人。

3.最后在饮食上，要多补充钙质和维生素，平时多吃些豆制品及新鲜蔬菜。

如果你能坚持照着这三个方面来做的话，不仅可以预防落枕，还有利于颈部保健，预防颈椎病等颈部疾病。

04.15 04月15日

三步走，赶走落枕

目的：保护颈椎，预防颈部病痛

出现落枕时可以让家人帮助按摩一下，今天我们就来介绍一下具体的按摩方法。

1.先用手掌根部来回按摩患侧的颈肩部位，手法要轻，动作要慢，一直按摩到颈肩部位的皮肤发红发热，这样可以促进颈肩部位的血液循环，活络气血。

2.按摩完毕后，找出落枕的痛点，用手指提拉按揉痛点下面的筋结，按揉力度从轻到重，再从重到轻，一直按摩到筋结变软松懈，疼痛消失。

3.最后用掌背拍打患侧的颈肩部位，再结合掌根按揉，这样拍打按揉2～3次后，就可以结束按摩。

出现落枕时，你可以让老伴或家里其他人按照上面介绍的方法按摩，能有效缓解落枕的症状，如果辅以热敷的方法来辅助治疗，效果会更好。

04.16 04月16日

做做米字操，颈椎放轻松

目的：保护颈椎，预防颈部病痛

如果颈部经常处于酸涩僵硬状态而得不到缓解的话，很可能会导致颈椎病。因此，今天我们给大家介绍一套放松颈椎的"米字操"。

1.坐在椅子上或者自然站立，挺直腰背，眼睛看着前方，下巴略向里收，使颈部保持伸直的状态。双臂自然下垂，肩膀微向后张开，保持5秒钟后，再慢慢放松。接着将头慢慢往前低，手臂不动，两肩向后打开，头低至颈肩肌肉感到绷紧为止，保持5秒钟后，再慢慢放松回归原位。

2.将头部慢慢歪向右侧，让右耳尽量靠近右肩，感到颈肩肌肉紧绷时，保持5秒钟后回归原位，再以相同动作做左侧式。然后，将头部慢慢向右侧扭转，保持身体不动，眼睛尽量看向后背，达到最大限度时保持5秒钟，回归原位，再以相同动作做左转式。

这套米字操可以使颈椎得到锻炼，促进颈椎部位的血液循环，防止颈椎疲劳、僵硬。

04.17

04月17日

颈部一小动，轻松护颈椎（1）

目的：保护颈椎，预防颈部病痛

出现颈椎病时，我们可以做一些颈部运动，来进行辅助治疗。

1.自然站立，两肩放松下垂，尽量将颈部向上拉伸并持续片刻，然后再放松。动作重复10～15次。

2.上面的动作做完后，将头部分别向前后左右各倾斜10～15次，动作要慢，并以达到最大限度为准。然后再慢慢摇头，左右各转10次后回归原位。

3.接下来将双手十指交叉，翻掌手心向外，然后尽量将手上举，同时头向后仰，眼睛注视着两手手背1～3分钟后，回归原位。

4.最后，头往右侧倾斜并往左转动，转动时，眼睛看着上方；归回原位后，再把头向左侧倾斜并往右转动，眼睛看着上方。动作重复10～15次回归原位。

这些运动可以牵拉颈部的肌肉、韧带，并加速颈部的血液循环，会对颈椎的康复起到很好的作用。如果颈椎病严重，应在专科医生指导下进行。

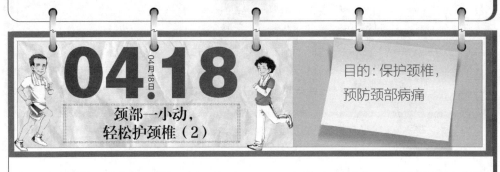

04.18

04月18日

颈部一小动，轻松护颈椎（2）

目的：保护颈椎，预防颈部病痛

有时候，看电视时间一长，颈肩部开始疼痛，这是身体发出的危险信号，长期这样下去就会形成颈椎病。中老年朋友一定要多多关注自己的颈椎，多做颈部活动。

1.第一个动作，用左右两只手的大拇指指腹抵住下颌，缓慢地把头向后抬起，让头部处于仰头的状态，每次持续6～10秒，重复6次。

2.第二个动作，将两只手的十指交叉重叠，抱于脑后，靠颈部力量向前移动头部，每次6～10秒，重复6次。

常做颈部活动，能使颈部肌肉放松，延缓颈椎的功能衰退，从而远离颈椎病。需要注意的是，中老年人活动强度要适中，运动量不宜大，时间也不宜久。

用头来写字，缓解颈椎病

目的：保护颈椎，
预防颈部病痛

有的人患上颈椎病之后，就不愿意再活动颈部。其实这样会使颈椎部位由于缺少活动而导致血液循环不畅，进而加重颈椎病的病情。我们可以选用一些动作比较舒缓的运动，比如用头写字。

用头写字是指以头代笔，按照字的笔画顺序，在空中一笔一画地将字写出来。开始时，可以试着用头写一些简单的字，写完后再用头按顺时针方向和逆时针方向画圆，每个方向各画40次。每天这样做3次，就能很好地锻炼颈椎，缓解颈椎病的病情，不仅如此，它还可以明目、提神醒脑。

需要注意的是，在用头写字画圆的时候，一定要头和脖子一起动，这样锻炼效果才好。另外，在练习的时候，动作要舒缓，力度要轻柔。

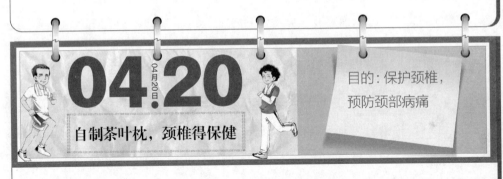

自制茶叶枕，颈椎得保健

目的：保护颈椎，
预防颈部病痛

在治疗颈椎病的过程中，枕头的作用不可忽视。今天，我们就教大家做一个保护颈椎的保健枕头。

很多中老年朋友都有喝茶的习惯，而喝剩的茶叶渣就可以用来制作保健枕头。制作茶叶枕的时候，要先用纯棉布缝制一个长50厘米、宽30厘米的口袋，然后将每次喝过的茶叶渣留存起来并晾干，不过不要放在阳光下暴晒，否则会让茶叶的香气散失，降低功效。待茶叶集够一定量时，就可装进棉布口袋，缝成枕头。睡觉时，将此茶叶枕放于颈椎位置，并根据自身情况来调整枕头的高度，使枕头更好地贴合颈椎，支撑颈椎。一般来说，茶叶渣3个月更换一次最好。

茶叶具有安神明目、祛风解表的作用，另外，头枕在茶叶枕上，头部的重量会使枕面向头部上端移动，对颈椎起到牵引的作用，从而有利于颈椎病的康复。

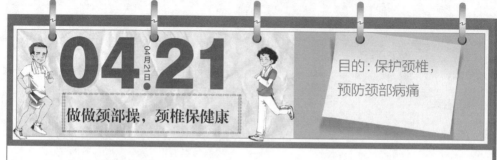

04.21 04月21日

做做颈部操，颈椎保健康

目的：保护颈椎，预防颈部病痛

　　为了保持颈椎健康，我们平时就要多做做颈部运动。今天我们就来介绍一套颈部体操，这套颈部体操一共有五个动作。

　　1.第一个动作是左右侧头，先放松肩臂，将头慢慢侧向右方或左方，直到脖颈绷紧为止再还原。

　　2.第二个动作是转头。放松肩臂，将头部慢慢向前低，下巴碰到身体后再慢慢往后仰，仰到最大限度后右转或左转。

　　3.第三个动作是缩肩。放松肩臂，头保持在中间不动，然后慢慢将肩臂尽量向上缩起，再慢慢归回原位。以

上三个动作每个动作都要做10次。

　　4.第四个动作是移肩。放松肩臂，慢慢将肩臂朝前或向后移动，接下来用右手将头部向右扳，保持5秒钟后，归回中间位置，然后再用左手将头部向左边扳，保持5秒钟后还原。

　　5.最后一个动作是对抗运动。将双手放于额头，将头部慢慢压向双手，并以双手阻挡头部继续向前，保持5秒钟，动作重复10次。然后分别朝后、右、左方向做同样的对抗运动。

　　颈部体操要长期坚持才能收到效果，所以最好不要半途而废。

04.22 04月22日

摘星换斗法，强健肩关节

目的：保护肩关节，预防治肩周炎

　　此刻，你是不是正面临肩周炎的困扰？如果只是患病初期，建议你多做一些运动来强健肩关节。今天我们来试一个"摘星换斗"的方法。

　　1.首先自然站立，右脚向前迈出，左脚随后跟上，使双脚呈"丁字"状，两腿伸直站立。

　　2.接着将左手握成拳头，左肘弯曲，将拳放于身后，与腰同高。

　　3.然后右手举过头顶，掌心

朝下，五个手指自然稍微弯曲，肘部略微弯曲，眼睛看着右手手掌掌心，做摘星状，保持3～5秒后，换右手握拳放于身后，与腰同高，左手举过头顶。这样左右来回循环，重复5～10次即可。

　　此方法能促进肩关节以及周围各组织的血液流动，加强肩部组织的锻炼，减缓肩关节附近的组织损伤或病变。

04.23

04月23日

哑铃举一举，臂膀更有力

一月任务
二月任务
三月任务
四月任务
五月任务
六月任务
七月任务
八月任务
九月任务
十月任务
十一月任务
十二月任务

目的：保护肩关节，预防治肩周炎

今天我们为你推荐一种恢复臂力的方法——举"哑铃"。装满沙子的矿泉水瓶就是我们要用到的"哑铃"。

1.双脚分开与肩同宽，保持站立，两只手分别握一只矿泉水瓶。将双臂张开水平举起，保持20秒；然后继续抬起，直到呈垂直状态，保持20秒。

2.接下来将双臂从正前方缓慢放下，保持平举20秒；再向两侧水平划开，保持20秒；最后慢慢放下，恢复最初站立状态。放松半分钟后再继续做整套动作，重复10次。

举"哑铃"一方面可以让手臂肌肉恢复弹性，另一方面还可以锻炼胸肌。只要你坚持做下去，足以让你成为同龄人中的"臂力健将"。

04.24

04月24日

肩臂运动，让肩部更灵活

目的：保护肩关节，预防治肩周炎

为了延缓关节退化的现象，今天，我们给你推荐一种肩臂运动。

1.先摆一个弓箭步的姿势，用其中一只手叉腰，另外一只手握空拳并靠近腰部，小臂弯曲，大臂带动小臂，以环状做前后摇摆，摆动幅度从小到大，摆动动作从慢到快。每只手各摆动10次。

2.接下来，自然站立，双手掌心向下，十指相交，从腹前慢慢向上抬，与肩齐平时再向上拉伸过头顶，至手臂伸直，再慢慢恢复到开始位置。然后，搭于两侧肩部，先向前连续环绕10圈，再向后连续环绕10圈。

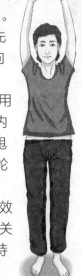

3.绕肩完毕后，先用一只手做前屈、后伸、内收、外展的甩手运动，甩动幅度从大到小，两手轮换进行，各做10次。

这套肩臂运动能有效地锻炼肩关节，促进肩关节部位的血液循环，保持并增强肩关节的灵活性。

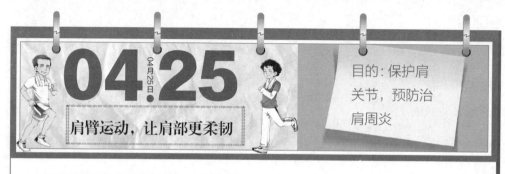

04.25 04月25日

肩臂运动，让肩部更柔韧

目的：保护肩关节，预防治肩周炎

　　随着肩部韧带慢慢退化，手臂伸屈的幅度也缩小了。如果你想改善这种情况，不妨来试试下面的肩臂运动。

　　1.背靠墙壁自然站立，屈肘握拳，拳背贴紧墙壁，然后做手臂外旋运动，连续做10次。

　　2.接下来面朝墙壁站立，用双手沿着墙壁慢慢向上爬动，尽量让上肢举到最高，然后再慢慢回归开始位置，反复做10次。

　　3.做完爬墙动作后，再将双手放于身后，用右手拉住左手，让其慢慢内收并上提，上提到最大限度后换手再做，两只手各做10次。

　　4.最后，再把双手在颈后交叉，尽量内收和外展肩关节。反复练习10次。

　　以上介绍的肩臂运动可以有效地促进肩部血液循环，使肩部的肌肉和韧带得到充分的锻炼，不仅可以增强肩关节的柔韧性，还可以对肩周炎起到预防的作用。

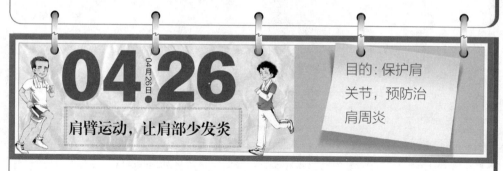

04.26 04月26日

肩臂运动，让肩部少发炎

目的：保护肩关节，预防治肩周炎

　　肩周炎可以说是困扰中老年朋友的一大顽疾，在诊治的过程中，我们建议你做做下面的这些运动，对治疗大有裨益。

　　1.自然站立，两腿稍微弯曲，抬头挺胸保证上身竖直。两臂紧贴于身体两侧，然后将肘关节弯曲成90°，双手握拳，将双臂向上抬。与肩齐平后，保持3～5秒，然后再慢慢放下，反复做10次后，再将双手放在胸前，掌心朝下，两肘与肩部齐平。

　　2.接下来将患肢自然下垂，肘部伸直，患臂做从前向上向后画圈的动作，幅度从小到大，画圈时，肘部保持伸直。反复练习10次。

　　3.最后，将双臂自然下垂并伸直，掌心朝下慢慢向外展开，同时用力将双臂向上抬起，到达最大限度后保持1分钟，然后返回原处，反复做10次后结束锻炼。

　　这些运动能有效地促进肩部的血液循环，有利于肩周炎的防治。需要注意的是，做运动的时候，不可用力过猛，以免加重肩周炎的病情。

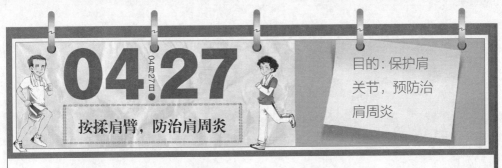

04.27 04月27日

按揉肩臂，防治肩周炎

目的：保护肩关节，预防治肩周炎

患上肩周炎后，除了做肩臂运动之外，我们还可以通过肩部按摩来达到治疗目的。今天我们就来介绍一款肩部按摩法。

1.首先，用右手拿捏左手手臂，从肩部拿捏到手腕，再从手腕拿捏到肩部，反复拿捏5～10遍后换手进行，两手轮换拿捏3～5次。

2.然后将左手手掌紧贴在右肩上，旋转按揉肩周50～100次，待其产生温热感后换手。两手轮换按揉3～5次。

3.接下来，用健侧手的食指、中指和无名指的指腹按揉发炎肩关节的前部和外侧，局部痛点可用拇指点按片刻，时间3～5分钟即可。

通过这些肩部按摩，不仅能促进肩部的血液循环，还可以缓解肩周炎引起的疼痛。就算没有肩周炎，平时做这样的运动也能够很好地保健。

04.28 04月28日

丢丢沙袋，防治肩周炎

目的：保护肩关节，预防治肩周炎

丢沙袋是一种有效锻炼肩部力量和肩关节的运动，你是不是也想用这种方法来锻炼肩关节呢？那么就跟着下面的方法来做吧。

1.丢沙袋时，一手拿一只沙袋站好，两脚分开与肩同宽，然后将沙袋朝两边甩起，并顺势侧身，将沙袋平行地朝相反的方向甩起，在沙袋下落时，再侧身甩起，动作反复做10次。

2.接下来用沙袋绕头，先用右手将沙袋提起来，从前向左绕头一周，绕头时，手臂尽力向左拉伸，使上下臂都擦到头部，绕过5周后，再以同样的动作从后向左绕头。

3.然后，用一只手将一只沙袋从腰部往后甩，甩到后面的时候用另一只手接住然后往前绕，绕到前方再用另一只手接住，如此往复甩10圈后换个方向做同样动作。

丢沙袋的同时还可以锻炼腰部，增强腰部的柔韧性。需要注意的是，在丢沙袋时，要循序渐进，不要用力过猛，避免对肩部和腰部造成损伤。

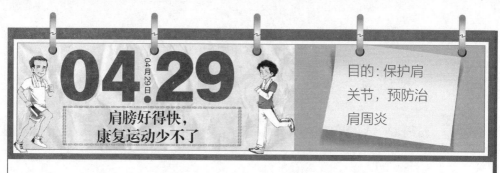

04.29 04月29日

肩膀好得快，康复运动少不了

目的：保护肩关节，预防治肩周炎

今天，我们给大家介绍一套针对肩部的康复运动。

1.自然站立，两脚分开与肩同宽，双臂自然下垂，然后以患有肩周炎一侧的肩关节为轴，按顺时针方向做轮转绕环的动作，速度慢慢加快，绕环幅度慢慢变大，连续绕环30次。

2.接下来再将两手虚握拳，同时屈肘，使双拳在胸前的同时，臂部与肩同高，然后打开手掌，掌心朝上，

两只手臂像手托重物般向上直举，举到最大限度时，保持5～10秒钟放下，连续做30次。

3.最后，将患有肩周炎那一侧的手臂放在背后，另一只手握住这只手的手腕，有节奏提牵患侧的手臂，连续提牵30次即可。

如能坚持每天早晚做一做这套运动，可以有效地锻炼患有肩周炎的肩部，促进血液循环，有利于快速康复。

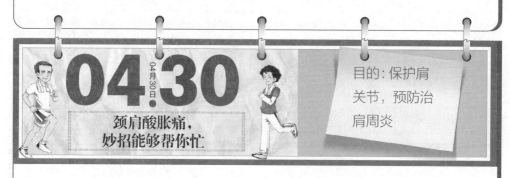

04.30 04月30日

颈肩酸胀痛，妙招能够帮你忙

目的：保护肩关节，预防治肩周炎

每当颈肩部位出现酸痛的症状，人们会习惯地用手捶一捶、拍一拍。除此之外，你还可以试试下面的小运动。

1.将两脚自然分开，与肩部保持同宽，挺胸收腹。手臂朝两边平伸，双臂形成的角度类似于9点1刻时表盘中时针和分针之间的角度，保持这个动作3～5秒。

2.接下来将两臂向上举，手臂尽

量伸展，动作幅度不用太大，停留在10点10分时时针和分针的角度即可，并保持3～5秒。在手臂上举的时候，眼睛也随之向上看。

3.最后，两只手臂轮流抬起，各做20个。每天2次，每次做3～5组这个动作。

平时做一做这些动作，就可以锻炼颈肩部位，促进颈肩部位的血液循环，有效地缓解和防止颈肩酸痛。

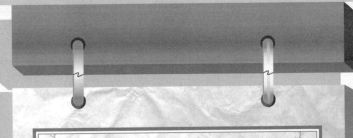

中老年人必知的365个养生法：
大字插图超值版

五月任务

腰、腿、脚

　　随着年纪的增长，很多人开始抱怨"腿脚不便"、"行动困难"、"腰痛难忍"等，之所以出现这些问题，除了自然的生理规律外，还与个人的保健措施有着密不可分的关系。本月，我们专门从锻炼腰部、腿部、脚部入手，为中老年朋友介绍防治腰部损伤、膝腿病痛、脚部肿痛的方法。闲暇之余扭扭腰、压压腿、捏捏脚，并做好保暖措施，细心呵护这些部位，不久你就会发现身体有了很大改观。这是一件锻炼耐力的事情，现在就开始行动并认真地坚持下去吧！

中老年人必知的 **365** 个养生法：大字插图超值版 ┃ 五月任务：腰、腿、脚

腰部长时间保持一个动作，很容易变得僵硬。出现这种状况时，你不妨做做下面的运动。

1.首先，自然站立，同时两脚分开并与肩同宽，双臂向两侧平举，腰慢慢下弯，先用右手摸左脚尖，然后站直，再用左手摸右脚尖，左右各做10次。同时注意，摸脚尖时，腿部不要弯曲。

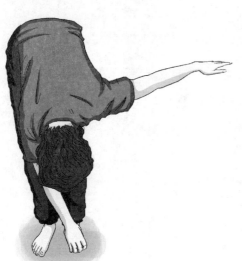

2.接下来，上举双臂，先慢慢将腰朝前弯曲，然后两手手掌伸直向下触地，再慢慢站起来，腰部朝后仰，脸看着天。动作重复10～20次。

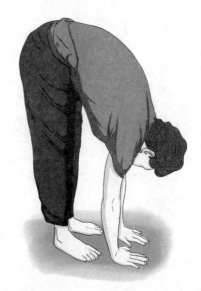

3.最后，放松腰部，用两手握拳捶打腰部，直到感觉腰部有些发热便可停止。

这几个动作能有效地锻炼腰部韧带和肌肉，促进腰部血液循环，有效缓解并抑制腰部僵硬的状态。不过，运动时一定要量力而行，动作不要太猛，以免伤及腰部。

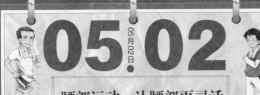

05.02

05月02日

腰部运动，让腰部更灵活

目的：锻炼腰部，防治腰部损伤

你是否觉得自己的腰部像铁板一样硬？那么，怎样才能让腰部不那么僵硬呢？

1.首先，自然站立，两脚分开与肩同宽，双手叉腰，先将腰部向左侧弯曲，还原后再向右侧弯曲。左右各弯腰10～20次。

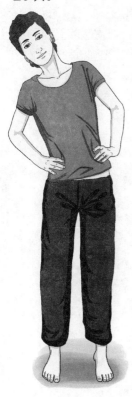

2.接下来，保持两手叉腰的姿势不变，先按顺时针方向水平转动腰部10～20圈，再按逆时针方向水平转动腰部10～20圈。

3.然后伸直双臂，先朝左后扭腰，还原后再朝右后扭腰。动作连续重复5～10次。

4.最后，再用手揉捏腰部，等腰部感觉到发热后便可停止。

这几个运动能有效锻炼腰部，促进腰部的血液循环，并拉伸腰部的肌肉和韧带，增加腰部的灵活性。

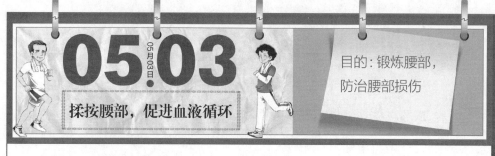

除了经常锻炼腰部以外，我们还可以对它进行按摩，这样不仅能促进血液循环，增强腰部灵活程度，还能消除腰肌疲劳，缓解腰肌痉挛和腰部疼痛等。

方法很简单，先互相摩擦两手，当手掌发热时，将两手掌紧贴在腰部脊柱两边，并上下摩擦，一上一下为1次，连作100～150次可以行气活血、温经散寒、壮腰益肾。

接下来，将两手四指握住大拇指成拳状，用拳背有节奏地叩击脊柱两侧到骶部（从第一腰椎到尾骨以上的区域），左右各叩击36次可以活血通络、强筋健骨。

最后，双手叉腰，拇指向前，四指放在两侧的肾俞上，先顺时针旋转腰臀部9下，再逆时针旋转9下，连做3～5次能起到舒筋活络、润滑关节和强健腰肌的作用。

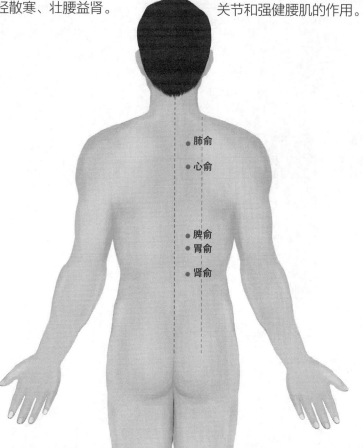

肺俞
心俞
脾俞
胃俞
肾俞

05:04
05月04日

锻炼腰背，促进肌肉拉力

目的：锻炼腰部，
防治腰部损伤

弯腰太久，再直起腰时，就会觉得腰背酸痛，这表明你的腰背肌肉有些僵化。此时你需要多做点腰背运动以拉伸肌肉，增强腰背肌的拉力和柔韧性。

1.首先平躺在床上，双臂伸直放于身体两侧，双膝弯曲，脚部平放在床上，然后用力抬起臀部，距离床面约10厘米，保持3～5秒钟后放下。每天做3次，每次做10下。

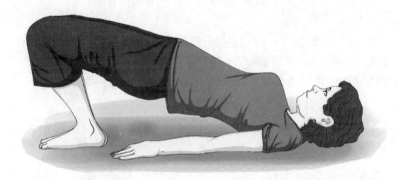

2.做完上面的动作后，换个姿势，改为趴在床上，双臂伸直放于身体两侧，然后用力将上身抬起，离床面约10厘米，保持3～5秒钟后放下。每天做3次，每次做10下。

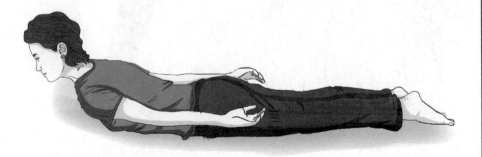

这套腰背运动能有效地锻炼腰背肌，增强腰背肌的柔韧性，改善腰背酸痛的症状。坚持做，对腰背部健康大有好处。

05:05
05月05日

牢记"三字诀"，
远离腰痛

目的：锻炼腰部，
防治腰部损伤

今天我们给大家介绍一个"三字诀"，帮助大家远离腰痛的困扰。这三个字是转、弯、抻。

1."转"指的是转腰。将两腿自然分开，与肩同宽，两臂向前伸直，按照顺时针和逆时针方向扭转腰部各100下。

2."弯"指的是弯腰。双腿并拢站立，双臂下垂，向前弯腰，并尽力让手指碰到地面，再还原，连做50～75下。接着再向后弯腰，同时头缓缓后仰，达到最大限度后还原，连做15～30下。

3."抻"指的是抻腰。双腿并拢站立，两手手指交叉，掌心朝上，并举过头顶，然后两臂用力向上抬举，腰部使劲向上抻，并略微后倾，当抻到最大限度时，保持30秒，连做10～15下。

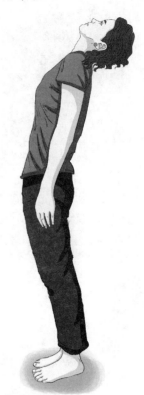

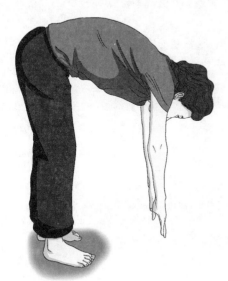

坚持按照"三字诀"的内容去做，就可以有效改善腰部功能。

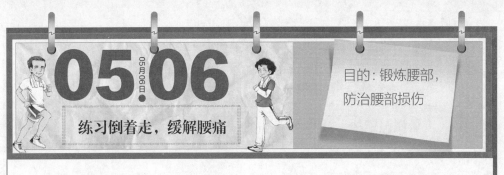

05.06
05月06日

练习倒着走，缓解腰痛

目的：锻炼腰部，防治腰部损伤

一月任务
二月任务
三月任务
四月任务
五月任务
六月任务
七月任务
八月任务
九月任务
十月任务
十一月任务
十二月任务

你知道吗？倒着走可以防治腰痛。因为倒着走路不仅可以锻炼腰背部的肌肉群，增强腰背肌力，还能增强脊柱的稳定性和灵活性。今天，我们就给你介绍一种倒走的方法——叉腰式倒走法。

方法很简单，身体直立，挺胸抬头，两眼平视，双手叉腰，拇指在后，按在腰部的肾俞穴（位于第二腰椎棘突下旁开1.5寸处）上，余下四指在前。走动时，先将左腿尽量向后迈出，重心后移，落地时应该前脚掌先落地，再过渡到全脚掌；然后以同样方式迈右腿。每退一步，就要用拇指按揉肾俞一次。

需要注意的是，倒走时要选择平坦的路面，迈腿的同时，腿部应加上内旋和外展的动作。一般而言，这样坚持走4～5个月，就能有效缓解腰部疼痛。

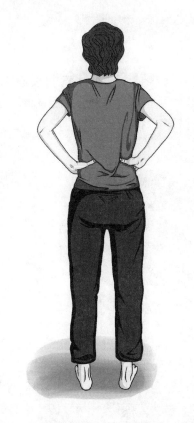

由于腰部缺少锻炼或腰部疲劳，很容易导致腰痛。这时，健腰操可以帮你摆脱疼痛。

1.首先，平躺在床上，两手分别放于两腿外侧，缓缓抬起上半身，使肩部和床面相距30厘米，保持5秒钟后还原。

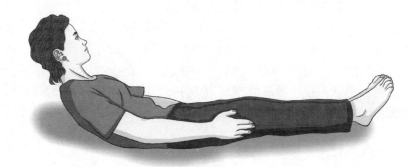

2.然后保持平躺的姿势不变，双膝弯曲，脚掌着床，交替屈左右膝，使膝盖尽量靠近胸部，做5～10次；再弯曲双腿使膝盖靠近胸部，保持5秒钟后还原。

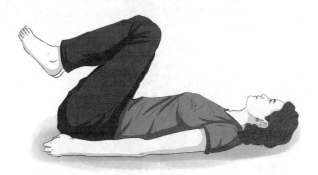

3.紧接着，坐在床边，两腿微分，用两手用力将右膝或左膝抱起，尽量朝胸部靠近，并保持5秒钟，然后还原。

4.最后，双臂自然下垂，先深吸一口气，然后边呼气边做鞠躬动作，头尽量朝大腿中间低，然后还原。

上述动作，每个做5次，长期坚持下去，能有效缓解腰痛。

05.08
05月08日

敲捶和揉捏，赶走腰痛

目的：锻炼腰部，
防治腰部损伤

今天，我们教大家一套缓解腰痛的按摩方法。

1. 双手握拳，用拳眼自上而下地捶打腰部两侧，直至腰部发热为止。

2. 以左弓箭步站立，右手叉腰，然后从腰部用力下推，经臀部到大腿，止于小腿。左右交替推腰5~10次后站立。

3. 分开双脚与肩同宽，双手叉腰，先用右手掌推腰向左转，再用左手推腰向前向右转，左右各推10~15次。

4. 恢复自然站立的姿势，双手手掌紧贴臀部两侧，各按揉10~15次，腰痛的部位可以多揉一会儿。

5. 慢慢向前弯腰，同时用双手捏大小腿。捏腿时，双腿要保持伸直的状态。

这套按摩法不仅可以促进腰部血液循环，增强腰部肌肉和韧带的韧性，缓解并治疗腰痛，同时还能够锻炼腿部。

05.09
05月09日

按摩法促腰肌康复

目的：锻炼腰部，
防治腰部损伤

昨天我们介绍了辅助治疗腰肌劳损的方法，除此以外，你还可以通过正确的自我按摩来促进腰部的康复。

1. 坐在椅子上或自然站立，两脚平放于地并与肩同宽。两手手掌分别放于腰部两侧，从腰部向骶部适度搓擦，直至腰部有微热感。

2. 两手握拳，用拳背适度捶打腰骶部两侧30~50次。

3. 再将一掌掌心置于肚脐

上2寸处，另外一掌叠放在掌背上，沿着肚脐周围做环形按摩，用力适度，按摩30~50圈。

4. 最后将两手叉腰，拇指在后，适度用力横向来回从腰部按摩到腹部，30~50次即可。

每天早晚坚持这样自我按摩，不仅可以增强机体的免疫功能，还可以补益肝肾、疏利筋骨、通络止痛，非常有利于腰部的康复和保健。

一月任务
二月任务
三月任务
四月任务
五月任务
六月任务
七月任务
八月任务
九月任务
十月任务
十一月任务
十二月任务

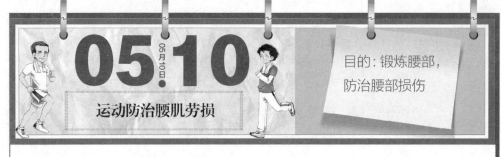
腰肌劳损除了就医治疗，还可以辅助做一些运动来缓解病痛。下面的运动就比较适合腰肌劳损患者。

1.首先，自然站立，两脚开立，稍宽于肩，双手叉腰，放松全身肌肉；以腰为中轴，胯部按顺时针方向做水平转动，转胯1圈为1次，做15～30次为宜；然后再按逆时针方向做同样动作。扭胯时，上身保持不动，腰随胯的转动而转动，另外，转圈的幅度也要循序渐进。

2.接着将双腿与肩同宽并微曲，全身放松，两臂自然下垂，双手半握拳。左右转动腰部，两臂随着腰部的转动自然摆动，并前后击打腰部和腹部，击打的力度视自己的情况而定。

左右转腰为1次，持续做30～50次。

3.最后，双腿微分，先上举两臂并向后仰，仰到最大限度后保持3～5秒，接着身体慢慢前屈，两腿保持伸直的状态，双手下移，尽量用手接触双脚，保持3～5秒后恢复到站立状态。

腰部位于人体脊柱的两侧，在髋骨和假肋之间。腰部有腰部筋膜、骶棘肌、腰方肌和腰大肌等软组织，当这些软组织由于劳动过度或长久保持姿势不变而出现疲劳和慢性损伤时，就会引起腰肌劳损。每天早晚各做一次上述运动，长期坚持，就能有效缓解腰部疼痛，预防腰肌劳损。

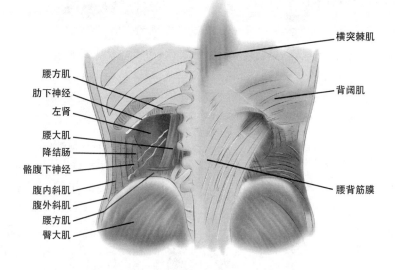

横突棘肌

腰方肌
肋下神经
左肾
腰大肌
降结肠
髂腹下神经
腹内斜肌
腹外斜肌
腰方肌
臀大肌

背阔肌

腰背筋膜

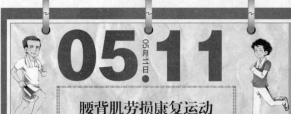

05.11

05月11日

腰背肌劳损康复运动

目的：锻炼腰部，防治腰部损伤

如果出现腰肌劳损，在治疗中配合做一些康复运动，将更有助于腰肌部位恢复健康。今天我们就给你介绍一套康复运动操。

1.首先准备一个大一点的垫子和一根直径约5厘米、长度约70厘米的木棍。在没有垫子的情况下，也可以直接在床上进行运动。

2.然后跪坐在垫子（床上）上，上身挺直，双手用胳膊从身后勾住棍子，适度用力横顶

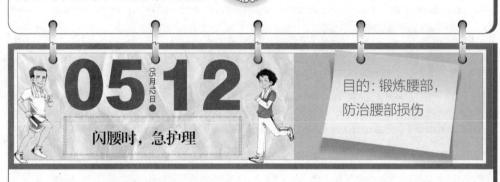

在背肌上，保持10秒钟。

3.接下来将棍子横顶在腰部，并保持胸部挺直，同样保持10秒钟，与此同时上身挺直，双臂稍用力，慢慢抬起左腿，保持10秒钟，上身微向前倾，再恢复到腰部直立的姿势。左右腿交替抬起。

坚持做这套康复操，能有效锻炼腰背肌，促进腰背肌的血液循环，增强腰背韧带的柔韧性，从而能有效促进腰背肌劳损的康复。

05.12

05月12日

闪腰时，急护理

目的：锻炼腰部，防治腰部损伤

随着年龄的增长，人体骨骼、关节的灵活性大大降低，稍不留意就会因"闪腰"。"闪腰"在医学上称为急性腰扭伤，今天，我们就来看看闪腰后该如何护理。

闪腰之后，应立即停止一切活动，卧床休息，休息的床板越硬越好。扭伤1～2小时后，应用冰块或是毛巾冷敷腰部，这样可收缩血管，消炎止

血，切不可立即按摩。48小时之后，可改用毛巾热敷，活血化瘀。症状缓解之前，要减少运动，更不可活动腰部，并且要做好腰部保暖。如果闪腰情况严重，应立即到医院就诊。

人在步入中老年后，骨关节的灵活性降低，韧带弹性出现下降，有的关节附近还伴有骨质增生，因此，平时搬运重物或是转身的时候要格外小心。

一月任务
二月任务
三月任务
四月任务
五月任务
六月任务
七月任务
八月任务
九月任务
十月任务
十一月任务
十二月任务

05.13 05月13日

腰有劲，不闪腰

目的：锻炼腰部，防治腰部损伤

人上了年纪之后经常会出现闪腰，那我们该如何预防呢？

1.具体方法是：平躺在床上，尽量抬起胸部以上部位及双腿，然后将双臂后伸，仅使腰部着床。最初锻炼时，可根据个人体质适量运动，以后再逐渐延长时间，一般以每天锻炼3次，每次50下为宜。

2.为了方便，还可用抱膝的方法。具体的动作为：将两腿并拢坐在床上或是沙发上，双臂抱膝而坐，然后自然用力拉伸背部，这样腰部的关节及肌肉韧带就会得到锻炼，抱膝的姿势保持2～3分钟即可。

人体的组织"用进废退"，腰部亦是如此。经常锻炼腰部可扩张腰部血管、改善腰部血液循环，增强韧带弹性，使骨骼坚硬有力，这样就可最大限度地避免腰部受伤。

05.14 05月14日

天冷配戴腰围，腰椎得保养

目的：锻炼腰部，防治腰部损伤

患上腰椎间盘突出症，会给生活带来很大不便。有此症状的中老年朋友们，平时要多注意自我保养，佩戴腰围就是一种比较好的保养法。

如果自己制作腰围，腰围的宽度最好在30厘米左右，内衬弧形硬物，如硬塑料板等，以便对腰部起到良好的支撑作用。在腰围面料的选择上，最好选帆布质地的面料，透气性好。在佩戴腰围时还要注意，不可长期佩戴，否则会影响到腰肌功能的恢复。另外，卧床时也不宜使用腰围，否则不利于腰部放松。

佩戴腰围能减轻腰部负担，不但能缓解疼痛，还能防止腰部损伤，天冷时还能起到腰部保暖的功效。

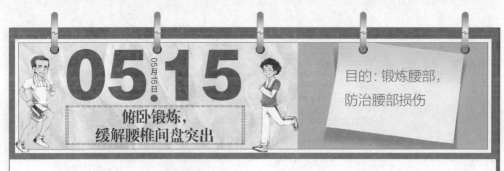

05.15
05月15日

俯卧锻炼，
缓解腰椎间盘突出

目的：锻炼腰部，
防治腰部损伤

今天，我们为患腰椎间盘突出的中老年朋友介绍一种"俯卧锻炼"，对缓解病情有好处。

1.趴在床上，两手放于身体两侧，伸直双腿，全身放松，慢慢抬起左腿，不要抬太高，以大腿前侧离开床面为度，同时，腿部要始终保持伸直状态。动作重复5～10次后，换右腿做同样动作5～10次。

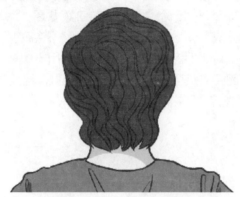

2.再慢慢抬起双腿，不要抬太高，以大腿前侧离开床面为度，同时，腿部要始终保持伸直状态。动作重复5～10次后，休息3～5分钟，继续做1～2次。

3.两手向后伸直，伸直双腿，全身放松，上胸部和双腿同时抬离床面，四肢要保持伸直状态，保持3～5秒后放下。动作重复5～10次。

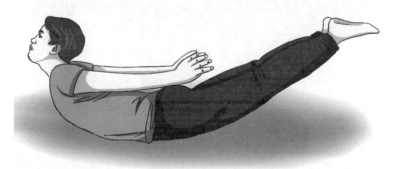

需要注意的是，在练习时，要根据自己的身体情况来逐渐加大强度和难度，不可过度练习，以防损伤腰部，加剧病情。

二月任务
二月任务
三月任务
四月任务
五月任务
六月任务
七月任务
八月任务
九月任务
十月任务
十一月任务
十二月任务

05.16

05/16日

妙招帮忙，坐骨神经不再痛

目的：锻炼腰部，防治腰部损伤

中老年人必知的 **365** 个养生法：大字插图超值版

五月任务：腰、腿、脚

　　腰椎间盘突出症会导致坐骨神经痛，那么有没有什么办法来缓解呢？今天我们就给你介绍一招。

　　1.平躺在床上，臀部下面垫上两个枕头，头部不要枕枕头，用双手将两膝紧紧抱住，保持10～15分钟。

　　2.接下来，趴在床上，胸部和膝盖处各垫1个枕头，同时两手都放在胸前的枕头上，以此姿势趴20分钟。

　　3.最后，侧躺在床上，将上面的那条腿弯曲，下面的那条腿尽量伸直，弯曲的腿的脚踝放于伸直的那条腿的膝盖处，保持此姿势10分钟，然后再换个方向以同样的方式侧躺10分钟。

　　这个方法不仅可以促进腰椎部位的血液循环，活动腰肢，而且其动作舒缓，不会对腰椎产生剧烈的振动，比较适用于缓解因腰椎间盘突出症引起的坐骨神经痛。

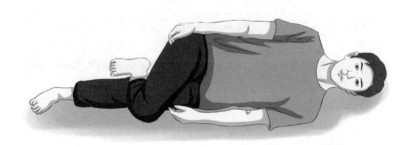

一月任务
二月任务
三月任务
四月任务
五月任务
六月任务
七月任务
八月任务
九月任务
十月任务
十一月任务
十二月任务

05.17

05月17日

腰腿一起运动，
腰椎得健康

目的：锻炼腰部，
防治腰部损伤

中老年朋友也可以拥有灵活的腰腿，不信？来试试下面的腰腿运动吧！

1.首先，自然站立，两脚分开与肩同宽，左手叉腰，右手向上举直。以腰为轴，将上体向左或右侧屈。

2.接下来，两腿前后开立，成弓箭步，两手按压在前大腿上，将上体下压5次，左右腿交替做3～5组。做完前后压腿后，再做侧压腿，同样交替左右腿动作3～5组。

3.压腿动作做完后，再恢复到自然站立姿势，两臂侧平举，掌心朝下，在举手的同时抬起一只腿的膝盖，然后恢复站立姿势。接着换腿做同样动作。每条腿动作重复10～15次。

4.最后，两手按压双膝，先半蹲再起立，重复10～15次后，运动结束。

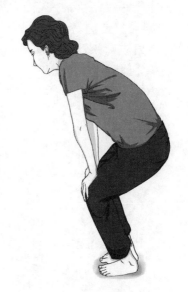

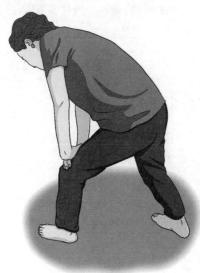

这套腰腿动作能有效地锻炼腰腿部，促进血液循环，增强腰腿的灵活性和柔韧性。你可以充分利用一些零碎时间做做这些运动，保持腰腿部的健康和柔韧。

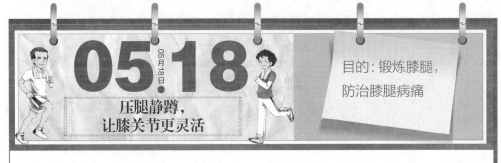

05.18
05月18日

压腿静蹲，
让膝关节更灵活

目的：锻炼膝腿，
防治膝腿病痛

当膝部长时间没有活动，血液循环会变慢，韧带僵化就容易引起走路"卡壳"的现象。那么，如何预防和缓解这种状况呢？

1.首先自然站立，两脚开立与肩同宽，两膝微屈，然后弯下腰，两手分别放在两膝盖上，膝盖按顺时针和逆时针方向各画圈转动5～10次。

2.接下来，单手扶住一个固定物体，如床沿、桌边等，做下蹲动作，做5次后直立起来，再向前弯腰用手触碰脚尖，碰到后直立起来。

3.做完上面的动作后，膝部已经完全活动开了，接下来再做静蹲的动作。做这个动作时，两膝微屈，双手向前伸直，保持此姿势静蹲不动，直到两腿酸软发抖时停止。做完后，再适当对膝部和腿部做些按摩就可以了。

膝关节构造复杂，由股骨内、外侧髁和胫骨内、外侧髁和髌骨，以及各种韧带构成，因而损伤的可能性较大。这套锻炼法能增强膝关节的柔韧性和灵活性，防治膝关节受损。需要注意的是，如果你患有低血压和低血糖，就不要做静蹲的动作，因为这样容易眩晕，可能发生危险。

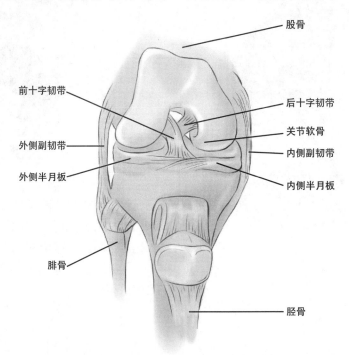

股骨

前十字韧带

后十字韧带

关节软骨

外侧副韧带

内侧副韧带

外侧半月板

内侧半月板

腓骨

胫骨

05.19

05月19日

膝腿运动,
防治老年性膝痛

目的：锻炼膝腿,
防治膝腿病痛

中老年朋友平时就要多注意对膝关节的自我保健。现在，不妨试试下面的运动。

1. 在晨起或临睡前，跪坐在床上，上身尽量保持直立，臀部尽量向下坐，接触足跟部。

2. 然后仰卧在床上，将膝关节疼痛的那只腿伸直抬高到约15°左右，使膝关节保持绷直的状态。刚开始练习时，姿势保持几十秒钟，随着练习的增多，保持的时间逐步延长，争取能达到10～15分钟。再往后，可以在脚上放上物体，如枕头等，进行负重练习。

这些膝腿运动可以促进膝关节的血液循环，增加膝关节的弯曲范围，增强腿部肌肉力量，对防治膝痛有很好的效果。需要注意的是，在加强膝关节的锻炼时，也要注意膝关节的保暖。因为膝关节受凉后，会引起或加重膝关节疼痛。

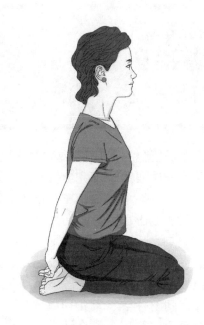

一月任务
二月任务
三月任务
四月任务
五月任务
六月任务
七月任务
八月任务
九月任务
十月任务
十一月任务
十二月任务

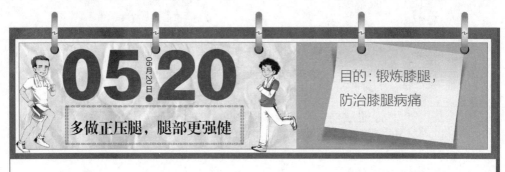

05.20 05月20日

多做正压腿，腿部更强健

目的：锻炼膝腿，防治膝腿病痛

今天，我们给大家介绍一种强健腿部的方法——正压腿。

1.首先，我们要选择合适的单杠。单杠的高度以到身体的大腿根处为宜。站立在单杠前，上身保持挺直，下体自然放松。

2.接下来，右脚保持正常站立姿势，将左脚缓慢地抬起并放在单杠上。注意在这个动作过程中，上身要挺直，同时挺胸收腹，使全身处于放松的状态。

3.然后身体向前倾，慢慢地弯下腰并缓慢地向下压左腿。尽力使身体贴住小腿，靠腰部的力量进行一上一下的活动，等上体伸直后再重复相同的动作。左右腿交替进行。

正压腿运动，能够拉动腿部韧带。在压腿弯腰时注意，中老年朋友不用强求一定弯到多么低的程度，而要根据自己身体的状况来决定。随着锻炼的持续深入，再增加锻炼的难度。

05.21 05月21日

勤做反压腿，腿部更强健

目的：锻炼膝腿，防治膝腿病痛

在上一节中我们介绍了正压腿的方法。今天，我们来学习另一种强健腿部的方法——反压腿。

反压腿的站立方向与正压腿正好相反，我们要背对着单杠站立。单杠高度的选择仍然要根据锻炼者的身高和身体状况而定。两只手要扶住单杠，用左脚勾住单杠，右脚保持向前并与单杠成90°直角。注意要把身体靠在单杠上，直到感觉到大腿前侧的肌肉被完全拉伸舒展开，身体再恢复到原位。左右腿要交替进行压腿动作，并重复几次。

把反压腿和正压腿搭配起来进行，这样能收到更好的锻炼效果。正确合理的压腿运动既能加强腿部肌肉的力量和韧性，同时又有利于正常的血液循环。

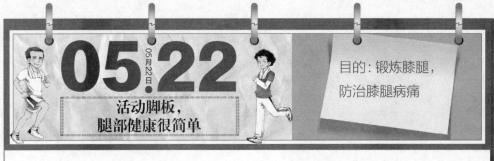

05.22

05月22日

活动脚板，
腿部健康很简单

目的：锻炼膝腿，
防治膝腿病痛

预防衰老要从脚下开始，今天，我们就给你推荐两招下肢运动。

1. 第一招叫脚跟走路，顾名思义，就是提起脚尖，完全用脚跟行走。做的时候要保持身体自然端正，往返行走100步左右，对于足三阴有很好的顺通作用，同时还能够锻炼屈肌，是调理血脉、活化筋骨的好方法。

2. 第二招是用脚尖走路了。这样可以锻炼小腿前侧的伸肌，是刺激足三阳的一种好方法。经过脚跟和脚尖的锻炼，足部的重要穴位可以得到很好的刺激，对整个身体的血脉循环有很大的益处。

经常做下肢锻炼不仅让筋骨、肌肉"返老还童"，还可以使自己的心态越来越年轻，中老年朋友不妨试一试。

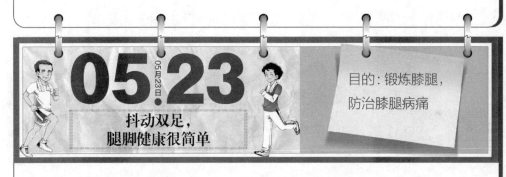

05.23

05月23日

抖动双足，
腿脚健康很简单

目的：锻炼膝腿，
防治膝腿病痛

今天我们就给大家介绍一种健腿方法——抖动双足。

1. 首先，找到一个可以手扶的地方，身体自然站立，把双脚分开，差不多与肩保持同样的宽度，双手扶好。

2. 接下来，把重心放在左脚上，抬起右脚，并以较快的速度进行抖动，持续抖动大约半分钟。

3. 然后转移重心到右脚上，换左脚抖动，仍然持续半分钟左右。左右两只脚交替进行抖动，各重复10次。扶手抖脚做上一段时间之后，你还可以不扶手做同样的运动。

抖动足部，能够帮助疏通血脉，明显改善小腿部位的血液循环，加强腿部肌肉活力，使腿部关节更加灵活。此外，还可以预防腿抽筋，缓解膝关节疼痛。

一月任务
二月任务
三月任务
四月任务
五月任务
六月任务
七月任务
八月任务
九月任务
十月任务
十一月任务
十二月任务

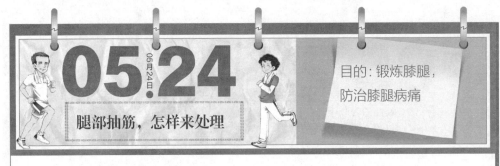

05.24 05月24日

腿部抽筋，怎样来处理

目的：锻炼膝腿，防治膝腿病痛

　　老年人腿部的各种功能稍有退化，非常容易出现抽筋。遇到这种状况时，应该如何应对呢？你可以试试下面的这个方法。

　　1.当睡觉时出现腿抽筋，要赶紧坐起来，将抽筋的那条腿伸直，并用手将前脚掌握紧，向外旋转踝关节。即左腿抽筋时，按逆时针方向旋转踝关节；右腿抽筋时，按顺时针方向旋转踝关节。旋转时，动作要连贯，一口气转完一圈，且动作要用力。

　　2.待抽筋状况得到缓解时，用手将抽筋那条腿的大脚趾抓住，慢慢将脚掌朝自己的方向拉，这样可以拉伸腿部肌肉。拉完过后，慢慢将脚和腿都尽量伸直。

　　腿恢复正常以后，还可以适当地按摩腿部和脚，或用热水泡一泡脚，促进末梢血液循环，放松腿部肌肉，解除腿部痉挛。

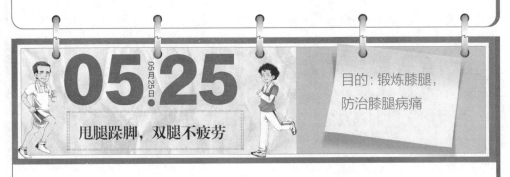

05.25 05月25日

甩腿跺脚，双腿不疲劳

目的：锻炼膝腿，防治膝腿病痛

　　腿部过于疲劳或者血液循环不好时，很容易出现腿抽筋的现象。针对这两个原因造成的腿抽筋，你可以通过甩腿来加以预防。

　　1.首先要按摩双腿，两手抱紧一侧的大腿根，稍稍用力从大腿根一直按摩到足踝，再从足踝按摩到大腿根。接着再以同样的方法再按摩另一条腿，每条腿按摩10～20遍。

　　2.然后，双手扶住固定物体，如墙或树等，前后甩动一条腿的小腿。往前甩时，脚尖要向上翘起，往后甩时，脚尖用力朝后，脚面要绷直，腿也要伸直，两条腿轮换甩动，每条腿各甩40～50次为宜。

　　3.甩完腿后，再用双手分别捏揉两腿的小腿肚，然后用力轮换跺脚，双脚跺200下即可。

　　这个方法可以疏通血脉，明显改善小腿部的血液循环，增加关节的灵活度，增强腿肌力，有效预防腿抽筋。此外，还能够预防小腿静脉曲张、下肢水肿以及肌肉萎缩等疾病。

05.26 05月26日

坐位按摩，双腿不疼痛

目的：锻炼膝腿，防治膝腿病痛

进入中老年后，很多朋友都会出现腿部疼痛的症状。今天我们就来介绍一种"坐位按摩"法。

1.首先，坐在床上，两个手分别握成拳状，力度适中地敲打一条腿的大腿根部。敲打这一动作从大腿开始，经过膝关节，直至脚踝结束，接着再按开始时的相反顺序往回捶至大腿根部。

2.然后使用同样方法敲打另一条腿。这样循环往复左右两条腿分别捶击10次。做完之后，分别用两手的食指和中指的指尖，揉左右两个膝盖各30次。

这一腿部运动可以缓解骨质疏松，减缓中老年人的腿疼。同时对缓解腿抽筋、小腿静脉曲张和肌肉萎缩等也有一定的作用。

05.27 05月27日

热醋浸泡，消除脚肿痛

目的：锻炼膝腿，防治膝腿病痛

你有没有脚跟肿痛的情况？这时，你可以试着用热醋浸泡脚部的方法来缓解。

1.每晚睡前，将1000毫升的食用醋加热至沸腾，然后将热醋倒入盆中，趁热将脚放到水面上用热气来熏。等到热醋稍微冷却后，再将脚放入盆中浸泡半小时到一小时。

2.提醒一下，浸泡时温度不要过高，以免烫伤脚部，另外，醋温下降后，可再加热继续浸泡。一般来说，这样浸泡半个月左右，脚跟痛的症状就会逐渐缓解。

热醋具有消肿止痛的功效，用它来熏脚泡脚能有效缓解脚跟痛。

一月任务
二月任务
三月任务
四月任务
五月任务
六月任务
七月任务
八月任务
九月任务
十月任务
十一月任务
十二月任务

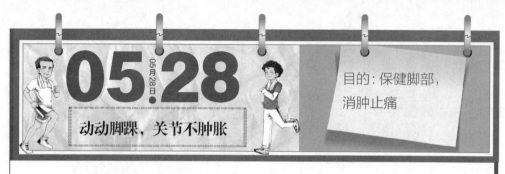

适当的腿部运动，对中老年朋友来说是保持身体健康的重要途径。今天我们就来看一种保持腿部健康的方法——脚踝运动。

1.首先自然站立，保持身体竖直，双脚开立，与肩同宽。接着把重心放到左脚上，用右脚脚尖接触地面，按顺时针和逆时针顺序方向转动脚踝部位，分别15次。

2.然后按照相同的动作步骤，转动左侧脚踝部位，即把身体的重心放到右脚上，换用左脚脚尖接触地面，然后按顺时针和逆时针顺序方向转动脚踝部位，也是重复15次。左右两只脚交替进行5～10次即可。

做此动作时，会用到大腿和小腿的力量，而且还需要腿部各部位的协调，因此可减少腿部由于缺乏锻炼而引起的关节肿痛及障碍。

脚踝俗称脚跟，是脚部与腿相连的部位，它是由7块跗骨、足部的跖骨、小腿的骨骼、33个关节和100多块肌腱和韧带组成，脚底的韧带则紧连着跟骨的底端。

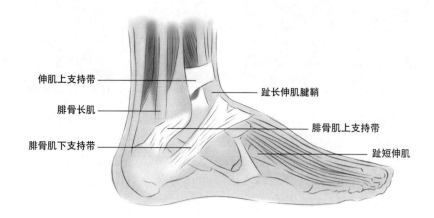

伸肌上支持带

腓骨长肌

腓骨肌下支持带

趾长伸肌腱鞘

腓骨肌上支持带

趾短伸肌

05.29 05月29日

运动按摩，赶走脚跟痛

目的：保健脚部，消肿止痛

如果你经常出现脚跟痛的状况，除了用我们昨天介绍的热醋浸泡法来缓解外，还可以通过脚部按摩来缓解疼痛。

1.临睡前或起床前，平坐在床上，将两腿伸直，先慢慢用力将双脚和脚趾朝脚背勾弯，达到最大限度时保持30秒钟，然后再慢慢放松还原，做10～15次。

2.接下来，用毛巾或其他长条状的布料将脚趾勾住，朝后拉，拉到最大限度保持30秒，然后慢慢放松还原，这个动作也是做10～15次。

3.最后，找准脚跟痛的痛点，将中指放于此痛点上，然后从轻到重进行按揉，持续按揉5～10分钟即可。

每天坚持按此法按摩脚部，有助于缓解脚跟痛。即使在脚跟痛康复以后，仍可以用此法按摩脚部，以促进脚部血液循环，拉伸脚部韧带，预防以后再出现这样的情况。

05.30 05月30日

脚掌运动，消除脚疲劳

目的：保健脚部，消肿止痛

有时候，过度疲劳常常导致脚底痛。那么，我们该如何来缓解这种症状呢？下面的脚部运动你不妨试一试。

1.首先，自然站立，将两脚并拢，然后提起脚跟，用脚尖着地，提到最大限度后，保持一会儿，恢复原位。连续几次，直到感到小腿肌肉酸胀为止。

2.接下来，将两脚分开，与肩同宽，将两脚内翻，用脚的外缘走路，这样来回走动，直到感到小腿肌肉酸胀为止。

3.最后坐在椅子上，将两脚的脚趾用力向内勾，使脚心拱起来，保持这个动作5～10秒后，再放松，重复做10次左右。

此外，此运动还可以锻炼腿部肌肉，增加腿脚的灵活性。每天早晚做一做这个运动，非常有利于脚部健康。

一月任务
二月任务
三月任务
四月任务
五月任务
六月任务
七月任务
八月任务
九月任务
十月任务
十一月任务
十二月任务

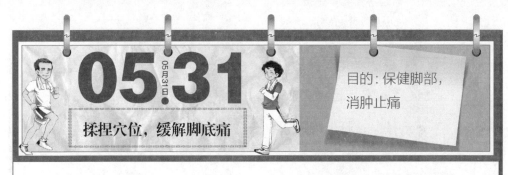

要缓解脚底痛，除了我们昨天介绍的脚掌运动，还可以通过一些自我按摩操来实现。

1.按摩时，先盘腿坐定，用一侧拇指来回推揉对侧脚底，推揉时侧重足心部位，这样推揉数次后，再用拇指指尖点按位于足底前部正中凹陷处的涌泉穴，点按数10次，等脚底感觉酸胀或麻胀感时，换另一只脚按。

2.按完脚底后，再用一只手的拇指、食指和中指前后左右拿捏对侧小腿，尤其是小腿后部的肌肉，要重点拿捏，拿捏5分钟以后，再轻捏承山。承山位于人体的小腿后面正中，当伸直小腿或跷起脚尖时，承山就在腓肠肌肌腹下出现尖角凹陷的地方。两腿轮换拿捏。最后，用两只手上下搓动小腿，这样上下搓动30次以后，再用手左右轻摇踝关节。做完后换腿做同样的动作。

刚开始做这套按摩操时，腿部肌肉往往会有一种酸胀的疲劳感，坚持一星期左右，这种感觉会逐渐消失。

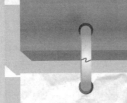

中老年人必知的365个养生法：
大字插图超值版

六月任务

血、气、肉

在中医上讲"气为血之帅，血为气之母"，血和气是相互联系、相互依存的。然而，很多老年人都存在气血不足的情况，并且还由此引起了一系列健康问题。针对这种状况，我们从"保持气血平稳运行"和"改善全身血液循环"两个方面入手，加强老年人的气血锻炼，从而起到延年益寿、保健养生的作用。除此以外，老年人的肌肉也常出现纤维萎缩、兴奋性和传输性下降等问题。所以，为了增强肌肉的活性，我们为大家提供了一系列的锻炼方式，从而使你拥有健康、活力的身体。

06:01

06月01日

倒退百步走，疾病丢身后

目的：保持气血平稳运行

今天我们要给大家介绍一种独特的散步方式——倒着走。倒行健身是一种非常简便的有氧运动，早晨和傍晚都可以进行锻炼。

行走时需要注意的是步伐不宜太大或太小，可以依照自己感觉的舒适程度做适当的调节，速度也不要太快。走的时候，动作尽量舒展开来，膝盖避免弯曲，双臂要甩开。这样每天坚持30分钟左右，2个月之后，相信你一定能感到身体有活力了。

倒退行走是一种有益全身筋脉、气血的运动，最主要的是它能促进静脉血的回流，改善循环系统水平。此外，在倒退行走的过程中，大脑神经受到了新的运动方式的刺激，改变了运动中枢原有的控制模式，从而强化了脑功能，可有效地预防脑萎缩等疾病。

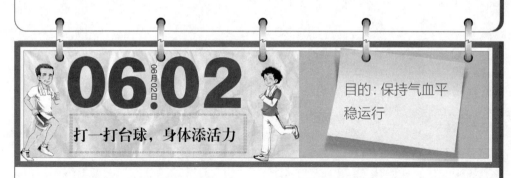

06:02

06月02日

打一打台球，身体添活力

目的：保持气血平稳运行

今天我们给你推荐的是台球游戏。台球不仅有趣味，而且还是一种非常好的健身、益智活动。

1.训练时首先要掌握的是持杆，持杆一定要稳，通过训练使手臂的力气能够准确地施加在球杆上，并且控制球杆的运行，这些训练可以有效地克服中老年手臂抖动的现象。

2.接着是击球，击球的时候不需要很大的力气，但是需要眼睛、大脑、手臂、腰身、腿部肌肉的共同配合来完成。击球时眼睛要确定目标球的位置，在头脑中想象一下设计路线，然后控制脚步移动和腰部、手臂肌肉的运动，以适当的力度来打击母球，以完成一次得分。

此外，你还可以多看一些电视上播出的台球比赛，看的时候心中跟着运动员一起计算球将要到达的位置，这也是一种潜移默化的学习。

一月任务
二月任务
三月任务
四月任务
五月任务
六月任务
七月任务
八月任务
九月任务
十月任务
十一月任务
十二月任务

06.03 06月03日

睡个好觉，按摩有妙方

目的：保持气血平稳运行

夜不能寐最为伤神，那么有什么缓解失眠的好方法吗？今天就教你两招缓解失眠的按摩方法。

1.擦抹涌泉穴。涌泉穴位于人体第2根脚趾和第3根脚趾趾缝与足跟所组成的线段的前1/3处。晚上睡觉或是早晨起床前，可用手掌的小鱼际擦抹涌泉穴，早晚各2～3分钟。擦抹时，手法宜轻快，以足底发热为宜。

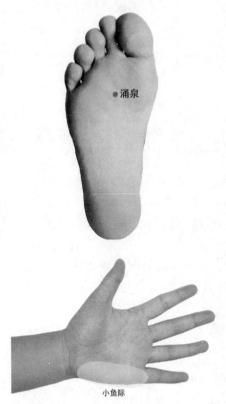

●涌泉

小鱼际

2.按揉内关穴。内关穴位于腕横纹中点靠上2寸处，用拇指的螺纹面或是食、中二指的螺纹面在内关上沿顺时针方向旋转按揉。按揉的时候，应稍用力，以有酸痛感为宜。

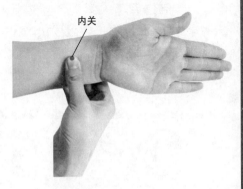

内关

常按摩涌泉穴和内关穴，可以调节全身气血、放松神经，失眠的中老年朋友不妨试一试。

失眠是中老年人常见的一大问题，除了生理的特点及疾病的因素外，不健康的生活方式也是导致失眠的重要原因。

不少老年人有早起锻炼的习惯，可是，晨练之后再去睡一个回笼觉，这就对身体极为不利了。因为晨练过后，人的呼吸和心跳都处于亢奋状态，肌肉组织也因锻炼而增快代谢，如果此时再去睡回笼觉，肌肉产生的代谢废物将会滞留在体内，难以排出，这样醒来的时候就会感觉头晕乏力、肢体酸痛。而且回笼觉会将正常的生物钟打乱，从而引起失眠。

所以，习惯晨练的朋友，如因起得过早而感觉困倦，不妨延后锻炼时间，待阳光升起，室外温度上升之后再去锻炼。

我们今天要来介绍的这一招，是中国武术中非常典型的象形动作——"金鸡独立"。

1.开始前身体先放松，然后将双手并掌，手掌分别水平伸展到身体两侧，然后轻轻抬起左腿，当抬到大腿和地面平行时可以停止，这时保持左脚脚尖向下伸展，使小腿和脚尖在竖直线上。现在只有一只右脚作为支撑，要尽力靠一只腿使身体保持平稳，时间越长越好。

2.这时双手可以做一些适当的调整，来保持平衡。快要失去平衡的时候，就可以让左脚落下，休息片刻换右脚进行，一次训练重复1～2次即可。

这个训练可以使气血平缓运行，达到修身养性的目的。此外，它还可以锻炼下肢的筋骨，使下肢变得更有力量。

06.06 06月06日

调节呼吸，神经不再衰弱

目的：改善全身血液循环

神经衰弱会给中老年人带来许多危害。今天，我们要教你三种呼吸方式来调节气血运行，从而调理神经衰弱的方法。

1.深长呼吸法：慢慢吸气，使腹部上下起伏，用心去倾听呼吸的声音，感受身体的变化，使身体松弛下来。

2.呼吸拍打法：身体站立，双臂自然下垂，慢慢深吸气，同时用手指或是手掌轻轻拍打胸部，呼气时也要放慢速度，将废气一点点吐出。

3.交替呼吸法：即用两鼻孔交替呼吸的方法，吸气时手指堵住一侧鼻孔，呼气时再用手指堵住另一鼻孔，如此反复操作1分钟。

这套特殊的呼吸法可以保持气血的通畅与平稳，还可以控制缓解紧张、烦躁、焦虑、恐慌等不良情绪。

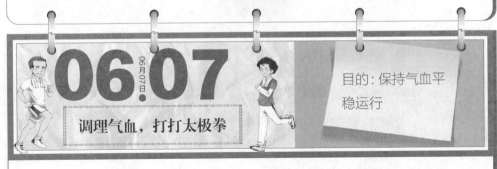

06.07 06月07日

调理气血，打打太极拳

目的：保持气血平稳运行

如果你有体虚贫血的现象，我们建议你适当地做一些舒缓的运动来调理，其中最好的莫过于经典传统的太极拳了。

做的时候最好选择在清晨，动作前要先屏气闭目冥思片刻，使身体处在一个安静平和的状态里，然后按照招式一步步不紧不慢地进行。要做到动作的舒展自然，挥洒自如，这样才能达到中国博大精深的道教文化所追求的天人合一、逍遥飘逸的境界。运动时不仅要把它当成一种肌体训练，更要把它当做一种修养，这样才可以达到太极上善若水的最高境界。

中医中有"肾藏精"、"腰为肾府"的理论，而太极中的"旋腰生精"也是广为人知的一种理念，两者相辅相成，相互作为对方理论的引导，从而使太极有了更加深化的医学基础。

06:08
06月08日

慢跑锻炼促循环

目的：改善全身血液循环

微热的初夏是锻炼身体的好季节，在这个月份里，通过慢跑来加速血液循环是非常不错的选择。

1.慢跑的时候，先将全身的肌肉放松，呼吸缓慢有节奏，并且要深长。可以按着两步一呼、两步一吸的节奏进行，也可以选择三步一呼、三步一吸的速度。

2.慢跑分为3种，主要有原地跑、自由跑和定量跑。原地跑指的是在原地保持不动地进行慢跑，开始的时候，每次可按50～100步的速度进行慢跑，然后循序渐进，逐渐加大速度；自由跑是依照自身情况随时增减跑步的速度，没有时间和距离的限制；定量跑与自由跑恰恰相反，它要在一定的时间内跑完一定的距离，逐步加大强度。

在跑步的过程中，步伐要轻快，双臂自然地进行摆动。每日慢跑的运动量以20～30分钟为佳，但要长期坚持。

06:09
06月09日

做做体操促循环

目的：改善全身血液循环

随着年龄的增长，人体的内脏功能慢慢下降，加之缺乏运动锻炼，身体的机能活动就会处于较低的水平。今天，我们给你介绍一种恢复活力的轻身体操。

1.首先，将双腿打开与肩同宽，右手垂放在右腿的大腿根部位，左手展开撑在腰间，随即将身体向右进行倾压。身体重心要向下，右手向下进行平滑，一直滑至膝盖部位，身体向右侧方向进行拉伸。接着将此组动作重复反向进行。

2.随后，将左手进行弯曲，放于脖子后面，右手轻轻地握住左臂的根部。随即用右手向上慢慢地推动左臂，直到手腕部位。接着将此组动作换方向进行。

这项锻炼可以改善全身的血液循环、消化系统功能以及呼吸道功能，使整个身体功能活动大大提高。

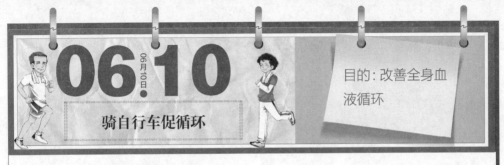

06.10 06月10日

骑自行车促循环

目的：改善全身血液循环

今天，我们给大家介绍骑自行车的健身法。这一健身法分为3种：自由骑行法、间歇性骑行法、有氧性骑车法。

1.自由骑行法指的就是不限时间、不限强度的骑行，主要为了加深呼吸、放松肌肉，缓解生活、工作压力所引起的疲劳，非常适合中老年人。

2.间歇性骑行法主要是根据不同的路况条件所进行的不同力量的骑行，无论是骑行于上坡、下坡、平路还是不规则地面，都可以有效提高双腿的耐力与力量。

3.有氧性骑车法则是按照中速的速度骑行，一般骑30分钟左右，这种锻炼方法对减肥非常有效，而且可以提高心肺功能。

科学表明，骑自行车不仅可以改善人体的血液循环以及心肺功能，还能预防大脑的老化，提高神经系统的敏捷性。

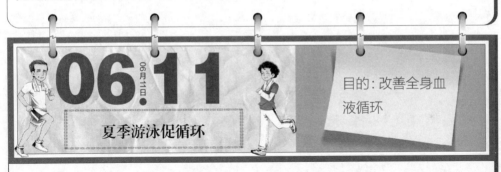

06.11 06月11日

夏季游泳促循环

目的：改善全身血液循环

进入夏季以后，天气慢慢转热，在这个时候进行游泳锻炼，不仅可以缓解夏季的炎热，而且还可以锻炼身体。

在下水之前一定要做好准备工作，比如说下水之前要先热身，活动关节以及各部位肌肉，当全身的关节全部打开之后，再安排运动量。游泳过后要根据自己的条件适当地进行增减运动量。在游泳的时候，尽量不要去做潜水、憋气的动作，这样容易导致肺压增大，加重心脏负担，从而引发意外等。

在一定程度上，游泳可以促进全身血液循环。通过冷水刺激和热量调节作用，促进新陈代谢功能。游泳还可以促进脂肪酶的分泌，加速胆固醇的分解，从而降低血管管壁的沉积物，对促进老年人血液循环以及减少心脑血管疾病非常有利。

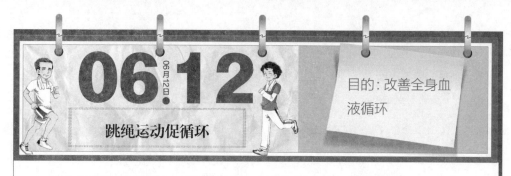

06.12 06月12日

跳绳运动促循环

目的：改善全身血液循环

　　健身不需要花费多长时间，如果每天能坚持抽出10分钟的时间进行跳绳运动，你将会得到一个非常健康的身体。

　　1.跳绳的时候，要根据自身的情况去确定跳绳时间。如果是连续跳绳，最好不要超过10分钟，而如果是跳一会儿歇一会儿，则在30分钟以内最为合适。

　　2.刚开始跳绳的时候，速度要放的缓慢一些，伴随着时间的增长，可以慢慢地提高跳绳的速度。如果是慢速跳绳，可以保持在60～70次，较快的时候，保持在140～160次即可。一般老年人适度减量即可，具体的运动量要根据个人情况而定。

　　跳绳是一种简单的运动，它强度低、有节奏，可以使氧气充分酵解体内的糖分，消耗体内多余脂肪，改善心肺功能，调节心理以及精神状态。

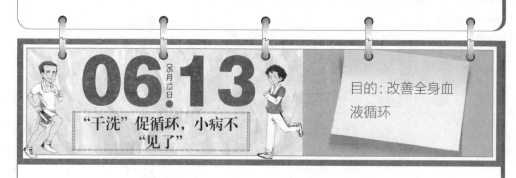

06.13 06月13日

"干洗"促循环，小病不"见了"

目的：改善全身血液循环

　　今天，我们向你介绍一招，叫做"干洗揉摸"，这是一种"看不见"的润滑身体的方式。

　　1.第一步：在床上坐好，将裤腿卷起来，露出大腿，大腿呈弯曲状态，向前伸展开。然后上身前倾，双手抱紧一侧大腿，用力按摩，自上而下，一直到脚踝，然后再以相同的力度从脚踝按摩到大腿根部。接着以同样的方式和力度按摩另一条腿，交换着进行10～20次为止。

　　2.第二步：保持原有姿势，双手握拳，放在腿肚子两侧，用拳心抱住腿肚，按照同一方向揉动，5～7分钟后换另一侧，以相同的方向揉动。这样，整个"干洗"过程就完成了。

　　这样的方法只要坚持下去，不仅能够促进腿部和上肢肌肉的运动，而且还可以有效地活化气血和经脉，从而增强身体抵抗力。

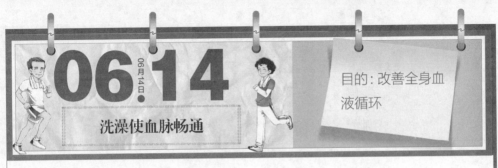

06.14 06月14日

洗澡使血脉畅通

目的：改善全身血液循环

说到洗澡，大家都不陌生，而今天我们要给大家介绍一种另类的洗澡方式——热冷水浴。

洗澡的时间最好在下午3点到晚上9点这段时间内，这一时期身体状态较佳。首先进行热水浴。水温不要太高，以身体舒适为佳。洗15分钟后擦干身体，休息3分钟。

接下来是冷水浴，时间不用太长，10分钟即可。一边洗一边用手把冷水拍遍全身，不要直接冲头，以免出现意外情况。

这种热冷水浴可以起到疏通血脉的功效。热水浴会让全身的经络畅通，而冷水浴则能增强血管的弹性，冷热交替、一张一弛，对平衡血压、防治心血管疾病有显著疗效。长期坚持有助于提高身体抵抗力，达到强身健体的目的。

06.15 06月15日

睡前踩踩石，血脉好调理

目的：改善全身血液循环

你知道吗？脚底按摩能调节血脉。今天，我们就教大家一个简易又实用的按摩方法，不仅能促进血液流通，还可以防治失眠，这个方法叫做"踩石袋"。

首先我们要动手制作一个石袋，方法很简单，找一件旧衣服或旧床单，把它裁成两片长50厘米、宽30厘米的布片，缝成一个袋子。然后挑一些大小适中的卵石，装在袋子里，这样一个简易的石袋就做成了。另外，我们还可以用桃核来代替卵石，不过需要把桃核的尖磨圆。

每天睡前泡过脚后，在石袋上踩10分钟左右，你就会感到全身血液通畅。这是因为脚上的穴位得到按摩，血脉自然变得畅通无阻。如此简单又有效的方法，中老年朋友不妨试一试。

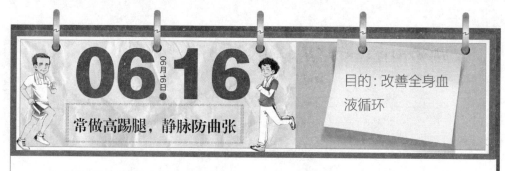

06.16 06月16日

常做高踢腿，静脉防曲张

目的：改善全身血液循环

　　患上静脉曲张后，除了及时进行治疗外，还要做好自我护理。当然，最好的还是做好预防工作，腿部运动就是比较好的方法。

　　很多中老年朋友都爱做高踢腿的运动。做高踢腿时需要把握这几个方面，首先要做足预备活动，将腿部活动开，再进行高踢腿；其次，在做高踢腿时，腿尽量踢过心脏的高度，这个当然不是一蹴而就的，需要慢慢提高；另外踢腿的时候要保持膝关节处于伸直状态。

　　高踢腿能促进腿部血液循环，帮助静脉血液回流，降低腿部的静脉压力，从而防治静脉曲张的形成。每天左右腿各做15～30次高踢腿，能有效避免静脉曲张的发生。平时坐着或起床的时候，你还可以有意识地将双腿抬高，随时随地预防静脉曲张。

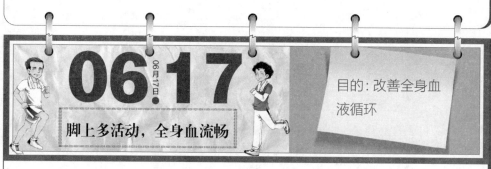

06.17 06月17日

脚上多活动，全身血流畅

目的：改善全身血液循环

　　很多中老年朋友被血虚的体质所困扰，所以从现在开始就赶快进行锻炼吧！今天，我们要为大家介绍的就是活动脚的方法。

　　这种方法是双脚画圈法，这个运动主要是锻炼踝关节。运动的时候要自然站立，以一只脚为支撑，另一只脚提起，脚尖微微点地，并以脚尖为轴、踝关节为动力画圈，双脚交替。这种训练每天做15分钟为宜，每天做1～2次。

　　脚是人体的根部，脚上聚集着多个穴位，其中足三阳、足三阴等对于全身的气血运行都非常重要，经常活动脚部穴位，可以疏导筋脉、调节阴阳、平和气血，对人体脏腑和各大系统都有非常重要的作用，坚持做下去，一定会收到意想不到的效果。

06.18 06月18日

"屈肘、抛空"，血脉易疏通

目的：改善全身血液循环

今天，我们就教给大家几个可以随时随地进行的小动作。第一个动作是屈肘举臂。这是一个手臂的动作，开始时需要两只腿自然地分开，上身坐正，肘部弯曲呈直角，向身体两侧伸展，前臂和手指竖直向上，手指与耳朵齐平。然后双手上举，当感到肋部有牵引力的时候复原。这个动作对调理心肺活性、增加呼吸强度、锻炼肌肉都有很好的作用。

第二个动作是抛空。坐正后，左臂肘部自然弯曲，手掌放在大腿上；曲右臂，手掌张开，向上模仿抛东西的动作，3～5次后换手，重复动作。这个动作对锻炼肌肉和关节的灵活性有很大好处，此外还能增强胸部拉力，有助于呼吸。

以上两个动作，对疏通血脉大有裨益，你可以将它们配合起来练习。

06.19 06月19日

赤脚草上跑，降压又护脚

目的：改善全身血液循环

今天，我们来做一做脚部的锻炼，试着赤脚走一走。

赤脚走路要选择一些比较安全的地方进行，最好是选择草地，因为草地相对柔软一些，是前期练习的上佳之选。走路前要仔细检查一下路线上是否有玻璃、钉子、石子之类的东西，检查完毕，就可以脱掉鞋子了。

一开始会感到脚底凉凉的，有些不舒服，这些都是开始训练时的正常感觉，我们只要坚持按照平时走路的步调走下去就可以了。每次大概走十几分钟就可以结束，每星期做上一两次就会有较好的效果。

赤脚走路不仅能改善脚部的血液循环，起到预防高血压的功效，同时还能锻炼脚的肌肉和韧带，使脚更有力量，从而缓解因脚部肌肉和韧带的老化而引起的疼痛。

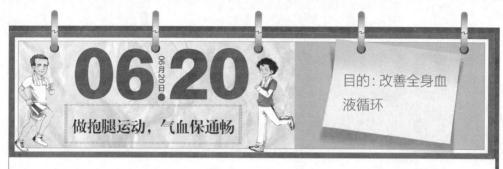

06.20 06月20日

做抱腿运动，气血保通畅

目的：改善全身血液循环

想要防治血栓性静脉炎，就要保证气血流畅，经络疏通。下面，我们就来介绍一种保持气血流畅的运动方式——抱腿运动。

1.抱腿运动要采取坐位，首先平坐在椅子上，两脚自然分开与肩同宽，大腿与小腿要呈90°，同时全身放松，上身要保持端正，下颌微收。

2.然后左脚踏在原地保持静止，将右膝缓缓抬起，双手抱在右小腿下部，微微用力拉向腹部并靠拢，拉36下；接着换腿，将左膝缓缓抬起，双手抱在左小腿下部，微微用力拉向腹部并靠拢，拉36下即可。

虽然这套抱腿运动比较简单，但它对通畅气血、疏通经络有很大帮助，能够有效预防血栓性静脉炎，并且还能加强手臂肌肉和腿部肌肉的锻炼，可谓是一种好处众多的健身强体方式。

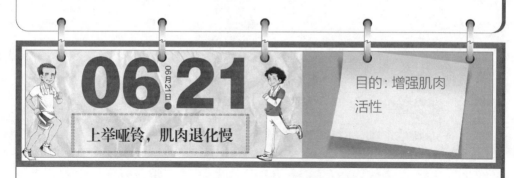

06.21 06月21日

上举哑铃，肌肉退化慢

目的：增强肌肉活性

锻炼肌肉的方式有很多，对于中老年朋友，一般的体能锻炼和力量训练就很好。今天我们先来做哑铃的托举，主要锻炼上肢肌肉。

1.首先，手掌向下抓握住哑铃，双臂呈直角弯曲，上臂水平伸展向身体两侧，缓缓将哑铃举过头顶，保持3～5秒，然后复位，重复动作。

2.然后，手掌换成向上托握哑铃，重复抓握哑铃时的动作。两种姿势交替进行，每天坚持总共做30～50次，这样的训练对锻炼上肢的肌肉，尤其是肱二头肌、肱三头肌等有很大作用。

这项力量型训练能够恢复肌肉的活力，延缓肌肉的老化。大家还可以根据训练的程度增加训练的强度，6个月左右以后，你完全可以拥有一个健康的好身板。

06.22

06月22日

俯卧运动，肌肉添活力

目的：增强肌肉活性

肌肉得不到恰当的锻炼，身体的能量就跟不上去，人看起来自然就没有精神。所以，今天我们给你介绍几种锻炼肌肉的方法。

1.首先来练一练直立的俯卧撑。练习时双手扶墙，手臂弯曲成直角，上臂竖直向下，借助手臂的推力和腰身的扭力来进行俯卧撑一样的训练。每次进行20～30次，每周3～5次即可达到训练的效果。

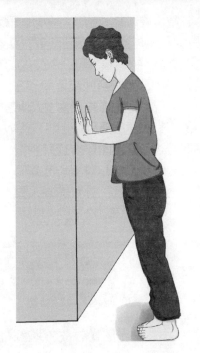

2.接着可以试试俯卧式的"鱼挺"，先仰头躺在床上，然后用脚和头顶支撑起躯干，这种运动也是非常锻炼肌肉的有氧运动，适合中老年朋友在家中训练。

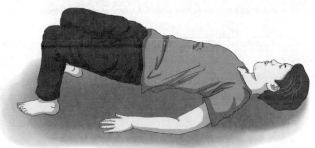

如果你觉得这些训练都太简单了，可以适当增加训练的强度和难度；当然如果开始时就觉得比较难，则可以适当减少训练的次数。

一月任务
二月任务
三月任务
四月任务
五月任务
六月任务
七月任务
八月任务
九月任务
十月任务
十一月任务
十二月任务

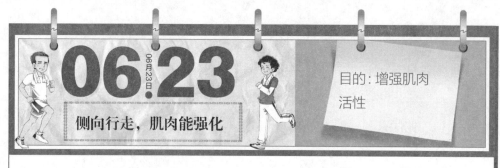

06.23 06月23日

侧向行走，肌肉能强化

目的：增强肌肉活性

散步是许多中老年人喜欢的锻炼方法，但是你知道如何调整散步的姿势能达到更好的锻炼效果吗？今天，我们就给大家介绍一种侧向行走的散步方法。

步行的时候要集中精力控制身体的平衡，最主要的是保持上身挺胸收腹，不要晃动，将力量集中在腿和脚上。先迈出一条腿，可以横跨，也可以斜前跨，然后是另一条，迈第二条腿的时候可以与第一条并拢，也可以提到前面。

如此反复，可以根据自己掌握的程度来调整迈步的方向，也可以随时转换行走的方向。开始训练的时候可能不太适应，这种不适应也恰好给了大脑运动中枢一种新的神经刺激，使它建立一种新的反射模式，同时也锻炼了那些平时不怎么受关注的肌肉组织，使它们更加强壮。

06.24 06月24日

做保健操，改善肌纤维

目的：增强肌肉活性

今天，我们为大家介绍一种肌肉保健法。它不仅可以有效地改变肌纤维的功能，而且可以消除关节和肌肉中存在的各种炎症。

1.首先，自然坐在地板上，将双腿伸直，两个手撑住地面。左腿屈膝并且向内旋转，膝盖要紧紧地贴住地面。身体重心慢慢向后移动，这样保持20秒后，再换右腿进行。

2.做完上一个动作，就可以慢慢地站起，随之用两手撑住桌面，并将腿向后抬高，这样保持5秒，再慢慢放下。

3.最后，用左手扶住椅背，右手握住缓慢向内弯的左脚踝，这样慢慢进行拉伸，静止5秒钟后还原。

除了改善肌纤维，肌肉运动锻炼还可以增强新陈代谢，有效预防关节炎。

一月任务
二月任务
三月任务
四月任务
五月任务
六月任务
七月任务
八月任务
九月任务
十月任务
十一月任务
十二月任务

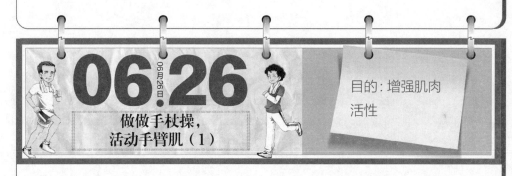

06:25
06月25日

简单下蹲来健身

目的：增强肌肉活性

健身不一定需要多宽敞的空间、多专业的设施，简简单单的几个动作就能完成，比如我们今天给大家介绍的下蹲运动。

做下蹲运动的时候，动作不要过猛，也不要进行深蹲，膝关节的弯曲角度尽量不要小于60°，否则在突然起身的时候，会出现头晕眼花的现象。此外，膝关节弯曲的角度可以依照由大到小、循序渐进的方法。需要注意的是，慢性疾病和年纪特别大的朋友做这项运动时就更加要注意上面几点。

下蹲的时候，人体最大的两个关节——髋关节和膝关节会折叠到一定程度，其他部位的肌肉也会因此得到活动，从而有效防治小腿抽筋以及下肢静脉曲张等症状。此外，常做下蹲动作，还可以使骨骼和肌肉得到充足的锻炼。

06:26
06月26日

做做手杖操，活动手臂肌（1）

目的：增强肌肉活性

手杖不仅可以辅助老年人行走，而且还是老年人养生保健的好帮手。今天我们为你推荐的就是手杖操。

1.保持身体立正状态，一只手握住手杖，水平向前伸直，用手杖的前端在空中划出小圈，圈要尽量画得小一些。在划的时候要注意，尽力控制手臂不要晃动。画圈的时候可以继续行走，保持挺胸收腹的走姿。

2.上一个动作做完之后，我们可以加大一点难度，在它的基础上，将手杖倾斜起来，做相同的动作。这个方式需要集中更多的注意力，同时也更好地锻炼了举手杖那只手臂的臂力。

这些动作都比较简单，但是对调理经脉、通畅气血、维持脏腑的稳定有非常大的作用，同时也锻炼了臂力和意志力，使身体各个部分得到全面的刺激。

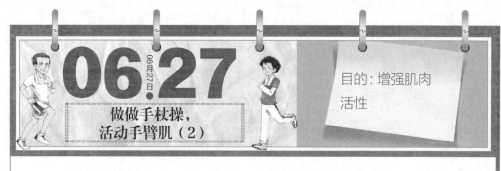

06.27 06月27日

做做手杖操，活动手臂肌（2）

目的：增强肌肉活性

今天我们接着给你推荐手杖操，不过做法与昨天的不同。

1.首先介绍的这个运动需要我们用两只手来完成，做的时候挺胸收腹，手臂向前伸直，双手横握住手杖，然后横向转动手杖在空中画圈，画圈的要求依旧是越小越好。这样做的目的是运行内气，使气血达到肩部和后背，从而使背部用力而得到锻炼。

2.第二动作同样需要双手持杖，双手一上一下紧握手杖，双臂向前伸直，用拳头的力量控制手杖，手杖的前端与地面垂直，然后纵向转动手杖在空中画圈。这个招式的作用是训练腰部的力量，使气血在腰胯部聚集，也有按摩肠胃脏腑的功效，是比较全面的一种方式。

手杖操这种锻炼方式非常符合中医体系中气血运行的道理，老年朋友不妨亲身体会一下。

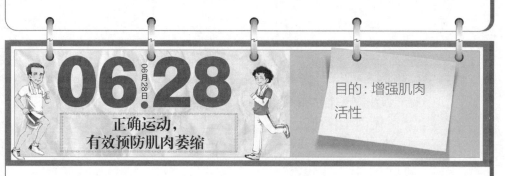

06.28 06月28日

正确运动，有效预防肌肉萎缩

目的：增强肌肉活性

今天我们介绍一下中老年人进行肌肉锻炼时应注意哪些小问题，在进行总结的同时为以后的锻炼做好准备。

1.在尝试着多运动时，不能盲目跟风选择，要根据自己的实际身体情况来决定选择合适的锻炼项目。

2.在运动锻炼之前，要做必要的热身运动，增加肌肉的弹性，以免造成肌肉拉伤等运动损伤。

3.在做完有氧运动之后要及时躺下或坐下休息半个小时到1个小时。

4.另外，每天晚上在睡觉前可以做适当的肌肉运动，但是运动完之后要尽快洗漱睡觉，这样有利于肌肉新生，预防肌肉萎缩。

运动锻炼的目的就是为了缓解身体老化，促使肌肉新生，防止出现肌肉萎缩。所以，中老年人一定要多注意以上的四个小细节，让运动的效果更加显著。

06.29 06月29日
预防肌肉萎缩，重视日常起居

目的：增强肌肉活性

肌肉萎缩是一种老年人常见的疾病，要想预防肌肉萎缩，一定要做到"四不"。

1.不久卧。长时间卧床对身体没有什么好处，只要保证每天8小时睡眠就可以了，要多下床锻炼身体。

2.不久坐。长时间坐着，会导致肌肉松弛，从而造成肌肉萎缩。

3.不久立。长时间站立不动，容易造成气血凝滞，从而出现各种疾病，所以切忌长时间保持同一种姿势。

4.不久视。长时间用眼，会消耗大量气血，容易导致头晕目眩，尤其是人到老年，眼目功能会逐渐下降，一定要注意让眼睛休息。

我们只有在日常生活中，多多注意以上四点，并长期坚持运动锻炼，才能有效预防肌肉萎缩，确保身体健康。

06.30 06月30日
练优雅太极剑，预防肌肉萎缩

目的：增强肌肉活性

健身的方式很多，今天我们要选择一种更有趣味的健身方式——太极剑。

太极剑不仅有太极拳的轻灵柔和，而且还兼备剑术的演练风格。要想练习太极剑，首先要选购一把合适的、剑身韧度为90°的剑；其次再根据正确的太极剑谱的分解动作一步步地练习；最后再将这些分解动作连贯起来，勤加练习就行了。由于在练习太极剑时，手握利剑，所以要尽量选择人少的地方，练习过程中要小心谨慎，以免伤害其他人。

此外，还要注意太极剑的招式以及练习状态，比如只有深长和平静的呼吸才对锻炼呼吸系统的技能有所帮助；只有标准轻盈的动作才能有效疏通气血，预防肌肉萎缩。所以，建议你如果想练太极剑，最好多请教专业的老师或是练剑好手。

一月任务 二月任务 三月任务 四月任务 五月任务 六月任务 七月任务 八月任务 九月任务 十月任务 十一月任务 十二月任务

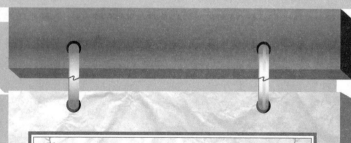

中老年人必知的365个养生法：
大字插图超值版

七月任务

筋、骨

　　筋、骨对人体的健康起着至关重要的作用，老年人要想有一个强壮的身体，能够活动自如，就必须有一身强健的筋骨。但是随着年龄的增大，老年人的身体状况却出现了越来越多的问题，针对这些现象，我们专门从强健肢体筋骨、保健脊柱、预防骨质疏松、缓解骨刺症状等方面为你做了详细的介绍。你可以在茶余饭后踢踢毽子，也可以在没事的时候做做活力操，更可以通过按压双腿、轻抬半身等有趣运动来达到强身健体的功效。当你在无意中掌握了这些方法时，你就会发现自己的身体更加灵活和健康。现在就行动起来吧！

07.01

07月01日

姿势正确护筋脉

目的：强健肢体筋骨

中老年人在搬重物或拿东西时很容易出现抽筋之类的问题，今天，我们给你介绍一种方法，能很好地预防抽筋。

搬一个比较重的东西时，要先弯曲双膝，然后稍稍下蹲，再搬起重物，慢慢起身，这样才不容易让自己腰部的筋脉受到损伤。当你要拿高处的东西时，要先确定好自己是否能够拿得到，根据情况慢慢向上够，不要突然让自己的身体猛地向上拔高。

保持正确的姿势，需要日常生活随时注意。中老年朋友要避免使自己的筋骨受到伤害，尤其对于体质较弱的中老年朋友来说，筋骨受伤更不好治愈。所以，平时一定要谨慎行事。

07.02

07月02日

抬手抬腿护筋骨

目的：强健肢体筋骨

今天我们给大家介绍一种简单的保健操，只需要你抬抬手、抬抬腿，就能保护筋骨。

1.首先，自然站立，两手臂伸直，自然下垂，掌心朝向前，然后缓缓地向上抬到头顶，要用力抬。到头顶时，两掌对合，再打开，两手抱头保持10分钟。反复进行2～3次。

2.接下来是抬腿训练。仰卧在床上，双手放在身体的两边，其中一条腿屈膝，另一条腿伸直，将伸直的腿向上抬200次，然后换另一条腿进行。可根据自己的身体状况设定抬腿次数。

抬手，会让肩关节和颈椎得到运动，这些部位的筋骨也就得到相应的锻炼；抬腿，让腿部的关节得到锻炼，不但增强腿部筋骨，还可以缓解关节痛。相信你只要坚持，不久就能感受到筋骨的硬朗。

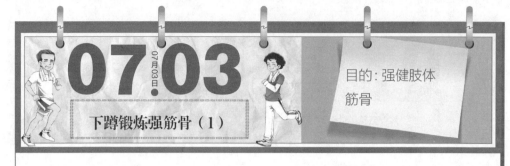

07.03

07月03日

下蹲锻炼强筋骨（1）

目的：强健肢体筋骨

今天，我们给大家介绍一个简单的、与健康有关的动作——下蹲。我们先从最简单的蹲法开始练习——日常蹲。

1.日常蹲分为劳作蹲和休息蹲两种。劳作蹲就是平时干家务时的蹲法，两腿要分开，两脚指向前方外侧45°，与肩部同宽，训练的时候可以用双手环抱住膝盖。

2.休息蹲也就是平时我们休息时蹲坐的姿势，做的时候保持上身笔直，而下肢最好并拢，蹲在一个较高的地方，这样有助于双手自然下垂。蹲的时间长短最好依照自己的劳累程度自由安排。

下蹲不仅能够减肥塑身，还可以让肌肉得到强化、肌肉组织得到更新，从而有助于提高身体的抵抗力和代谢速度。

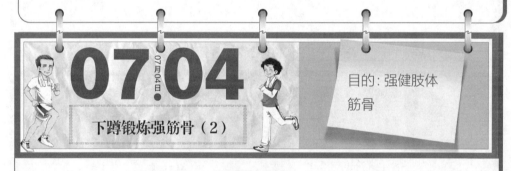

07.04

07月04日

下蹲锻炼强筋骨（2）

目的：强健肢体筋骨

今天，我们来说两种比较复杂的下蹲法，靠墙蹲和组合蹲。

1.靠墙蹲：运动时先要靠近一面墙壁，双手扶在腰部，双脚开立，与肩同宽，身体挺直。接着放松腰身、弯曲膝盖，开始向下蹲，下蹲时脚跟离地，重心调整在前部脚掌上，上身紧贴墙壁。蹲的时候不要使自己过于劳累，尽量保持正常的呼吸和心跳。

2.组合蹲：这种蹲法非常适合跟自己的老伴一起练习。练习时，两人要保持脚尖并拢，脚跟紧贴，然后一起缓慢蹲下，通过背部紧靠产生的推力来保持身体的平衡。开始练习时，时间不宜过长，可以逐渐加长时间，10分钟左右为宜。

这两种蹲法有利于身体循环系统的通畅，减少老年疾病的发病率，是非常好的健身方式。

07.05

07月05日

踢踢毽子，强健筋骨

目的：强健肢体筋骨

　　踢毽子，是一种非常好的运动方式，不仅能够锻炼身体，还能愉悦心情。

　　1.先选择一个比较开阔的地方，然后挑一个舒适的时间段，召集上几个朋友，大家先做一做热身运动，等身体舒展开后站成一个圈，就可以进行踢毽子运动了。

　　2.踢毽子讲究的不是力度，而是反应速度和准确性。练习的目的是使人能够准确地控制住毽子，使它在空中有一个合适的运行时间，继而传递给身边的人。在踢毽子的时候手臂要根据实际情况不断地调整身体平衡，从而使身体做出完美的动作。

　　踢毽子不仅涉及到肌肉强度、筋脉韧性、骨骼密度等多方面的训练，还可以改善平衡感和反应能力。当然，踢毽子的时候一定要多注意，以免出现摔倒、扭脚等情况。

07.06

07月06日

玩转陀螺，筋骨灵活

目的：强健肢体筋骨

　　今天，我们为大家介绍的是玩陀螺的练习方法。玩陀螺的时候，先用鞭子的鞭梢，绕着陀螺的外周一圈圈地将它缠绕好，一般情况下以缠绕5～8圈为宜。然后将缠绕好的陀螺平放在地上，一手拿着鞭子另一头的木棒，猛地拉开，使陀螺在这个初动力的带动下旋转起来。

　　当陀螺要停下来时，就自上而下斜向地抽打它的侧面，使鞭梢在陀螺上有一个短暂的停留，从而形成带动力。抽打陀螺的时候，力度是关键，如果力量太小会使陀螺的动力不足；但同时注意也不要抽打得太过猛烈，否则很可能使陀螺失去平衡。

　　玩陀螺主要是运用手臂的力量，这对锻炼手臂筋骨的灵活性有很大好处。此外，玩陀螺还可以使人的协调性得到很好的锻炼。

07.07
07月07日

力量训练，强健筋骨

目的：强健肢体筋骨

今天我们再来介绍一种锻炼筋骨的方式——力量训练。

1.第一种方法：需要你准备一对轻量级的哑铃或者是准备两个装满沙土的矿泉水瓶子。一手握一个，做前后左右的伸展运动，比如说平举、上举、侧举、侧上举等。

2.第二种方法：单脚站立。需要你闭上双眼，然后单脚站立，站立2～3分钟，换脚。你可以先在平地上练习，熟练之后就可以在有坡度或者凹凸不平的地方练习。

这两个小方法着重锻炼手臂和腿部的力量。在锻炼力量的同时，相应的骨骼和肌肉也得到拉伸，使它们更强壮健美。当然，将两种方法结合在一起，训练效果更加显著。

07.08
07月08日

点头弯背，舒筋活骨

目的：强健肢体筋骨

今天，我们就给你介绍一个舒筋活骨的小方法。

1.准备一张椅子，坐下来，挺直你的腰背，张开两脚，张开程度与肩同宽度，后双手做叉腰的姿势。

2.接下来吸气，把两侧的肩胛骨向后展，然后伸展颈部，同时扩张胸部，头向后仰，保持1分钟。然后呼气，将身体还原。

3.将背向后拱，头向前点，点头时，速度不要过快，点10下左右即可。然后调整一下呼吸，将身体还原。整套动作，要循环做4～5次，才会有效果，但依个人的身体素质而定。

这套弯背点头的小动作不仅可以让你疏筋活骨，还能锻炼腰上的肌肉，非常适合中老年朋友。

一月任务
二月任务
三月任务
四月任务
五月任务
六月任务
七月任务
八月任务
九月任务
十月任务
十一月任务
十二月任务

07.09

07月09日

斜飞式，强健筋骨

目的：强健肢体筋骨

今天，我们仍要给大家介绍一种强健筋骨的方法——斜飞式运动。

1.先放松身体，然后左上肢向前下方划半圆到两个膝盖之间，左脚以脚尖点地，向前移动，右上肢向后方上空划半圆，移动到左耳朵的外侧处，保持这个动作半分钟。

2.接下来，左脚向左边横跨一步，要以脚尖点地，将重心移到左腿上，左上肢这时向前上方伸去，右上肢向后下方伸去，两肢尽量用力伸展，眼睛要看着左手中指所延伸的方向。这个动作也要保持半分钟，然后还原，调整完呼吸后，再从头开始做起，循环2～3次。

这个斜飞的招式，可以锻炼后背、后肩的肌肉和筋骨，使它们得到伸展，对中老年人大有裨益。

07.10

07月10日

倒撵猴，强健筋骨

目的：强健肢体筋骨

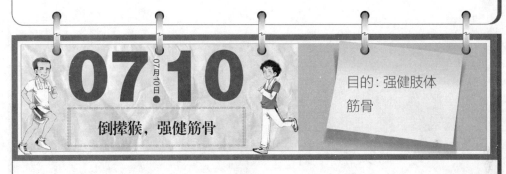

这些天虽然主题一样，但是锻炼的主要部位是不尽相同的。今天我们再来介绍一个招式——倒撵猴，主要是强健上肢以及小腿骨骼。

1.先放松身体，然后将右腿后跨一步，重心移于右腿，左臂弯曲上抬，左手手掌和地面平行，放在左耳朵旁边。

2.然后左脚向前迈一小步，右手向前伸直，尽量向前伸，左肘则尽量向后拉伸，让两肢形成对拉的状态，这个动作保持半分钟。

3.接着左腿后移一步，比右腿稍微再靠后一些，左掌向前推去，右掌向后拉。这个动作也保持半分钟。整套动作重复2～3遍即可。

今天的动作做起来其实也不难，如果觉得自己掌握得很快，可以和前面几天介绍的动作结合起来做。

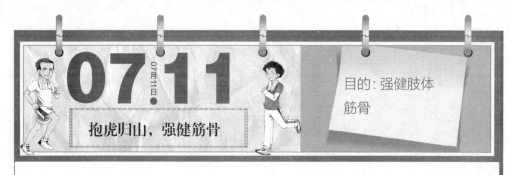

07.11 07月11日

抱虎归山，强健筋骨

目的：强健肢体筋骨

"抱虎归山"是太极拳里的一个招式，可以锻炼人的筋骨。今天，我们就来说说这个听起来很气派的招式是如何做出来的。

先放松身体，使自己平静下来，然后用左脚脚尖点地，向左后方撤一步，双手掌心朝下，相合到身体的右前方，与左脚形成对拉的阵势，将重心移动到两腿的中间；然后上肢左右对拉，与肩平行，掌心相对，向上举，左脚撤回到右脚旁边；最后双手经过胸腹，放于大腿外侧。

这个招式不仅能活动腿部、手臂等处的筋骨，还能锻炼身体各处的肌肉，改善各处的血液循环，练完后会使人有神清气爽。

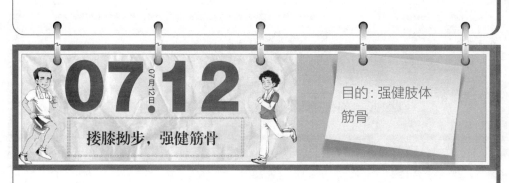

07.12 07月12日

搂膝拗步，强健筋骨

目的：强健肢体筋骨

今天我们介绍太极拳的另外一个招式，这个招式的名字叫做"搂膝拗步"。

1.首先，放松身体，集中精神。

2.将两手掌心向内，与脸部平行，弯曲胳膊肘，稍微下蹲。这时身体向左转，左脚脚跟着地，向左横开一小步，将重心放到左腿上。左掌心向后向下按，右掌心向前推，两手形成对拉的状态，右腿要绷直。

3.以上动作做完后，左右式相反做同样动作。此招式要做两遍以上才会有锻炼效果。不过要依着个人的具体情况而定。

通过"搂膝拗步"，上肢、背部以及小腿等处的筋骨都得到了锻炼，多练几次，会更好地刺激这些部位的筋骨和肌肉，让它们保持活力。

07.13 07月13日

左右通背，强健筋骨

目的：强健肢体筋骨

"左右通背"是强身健骨的招式，它的做法不难，先是右臂向左前方伸出，掌心向下。左臂顺着右臂的方向，向右掌心移动，最后与右掌心相合。

然后将左脚伸出，脚跟虚着地，脚尖向右转动然后落地，落地后两掌分开，左掌掌心向外，向左前方按出，右掌则向右后方捧出，曲右肘，使右手食指指着右眉梢，然后放松腰部，向下蹲。

接下来，右臂经过左膝向右下画个半圆，向上行至与肩膀平行，同时左掌向左前方伸出，使两个掌心相对，重心移到左脚上。

最后，双掌回捋向右下方再向前划半圆，与此同时，向下蹲，身体成右仆步式，两手的掌心分别在左右膝盖上，向下压。右侧的动作与之相反。

此招式对后背的筋骨有拉伸作用，坚持练习会收到明显的强健筋骨功效。

07.14 07月14日

放风筝，强健筋骨

目的：强健肢体筋骨

放风筝不仅陶冶情操、带给人美感，也是锻炼筋骨的好方式。在放风筝之前要先检查一下线轴是不是好用，一切准备就绪后，就可以进入主题了。

首先是起风筝，你可以请朋友帮忙将风筝举起来，举的时候一定要拿住风筝的尾部，让风筝的头部逆着风向微微上翘。注意奔跑的时候逆着风向，速度不要太快，感到吹在脸上的风比较轻柔时就是最好的状态。一边迎风而跑一边放风筝线，直到风筝飘浮在空中为止。

起风筝时可以锻炼人的腿部筋骨和身体的协调性；在风筝稳定后通过拉线放线的动作可以促进手臂关节的活动，达到舒筋活血的作用；另外，放风筝时极目远眺还能有效地缓解眼部疲劳。是不是很有趣？赶快约上几个好朋友来试试吧！

07.15

07月15日

伸手够天，伸展筋骨

目的：强健肢体筋骨

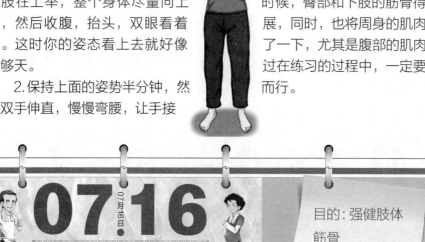

"伸手够天"的方法其实很简单，找一个安静、宽敞的场地，调整好气息后就可以进行锻炼了。

1.左脚横跨一步，让双脚和肩膀同宽，头要保持正直，不能歪向一边。接着双手伸直，引着上肢往上举，整个身体尽量向上伸，然后收腹，抬头，双眼看着天。这时你的姿态看上去就好像在够天。

2.保持上面的姿势半分钟，然后双手伸直，慢慢弯腰，让手接触到地。

3.接下来身体沿着左腿的方向转动半圈，再次回到伸手够天的姿势。再保持半分钟，然后呼气还原。

当你尽全力向上伸手够天的时候，臀部和下肢的筋骨得到伸展，同时，也将周身的肌肉锻炼了一下，尤其是腹部的肌肉。不过在练习的过程中，一定要量力而行。

07.16

07月16日

按摩涌泉，有益筋骨

目的：强健肢体筋骨

按摩的好处非常多，它能缓解很多身体上不适的症状。今天就来看一下，怎样按摩涌泉以达到强筋壮骨的目的。

1.早晨起床和晚上睡觉的时候，坐在床上或者椅子上，先用右手掌快速地摩擦左脚掌，然后再用左手掌摩擦右脚掌，当揉搓到脚掌有热度就可以进入下一步。

2.在上一步的基础上，找准涌泉的位置（此穴位位于足前部凹陷处第2、3趾趾缝纹头端与足跟连线的前1/3处），采用较慢的手法左右各揉搓100下，最后再对脚趾进行一些适当的揉搓，5分钟即可。这套按摩最好早晚各做一次。

刺激、按摩涌泉穴，能够起到强筋壮骨的作用，还能缓解手脚冰凉等症状。此穴位比较好找，手法也很简单，所以对于中老年朋友来说很是实用。

07.17 07月17日

做做大腿伸缩，
强化"腰大肌"

目的：强健肢体筋骨

今天我们要给大家介绍的是对"腰大肌"进行的锻炼。

动作开始前要先准备一张椅子或者凳子，端坐好，控制自己的呼吸频率和强度，使呼吸平缓、均匀；做动作的时候双手环抱膝盖，保持坐姿的稳定，使小腿与地面保持垂直，大腿尽力地向上、向前伸展。同时根据自己的能力，使背部向后伸展，能够伸展多大幅度就做多大幅度，伸展到最大幅度后使身体复原，双腿收拢，这样一次动作就完成了。停顿几秒钟后开始重复上述动作，每次锻炼重复10次左右效果最佳。

做做大腿的伸缩运动，可以有效地增强大腰肌肌腱的韧性，强化腰部筋骨的力量，提高骨关节的灵活性，增加腰部肌肉群的强度，使你产生"脱胎换骨"的感觉，让你越活越年轻。

07.18 07月18日

跳跳舞，强壮骨骼

目的：强健肢体筋骨

对于中老年朋友来说，跳舞是强身健体的好方法。今天我们就给大家介绍一下怎么跳交谊舞。

首先从直立姿势开始，左脚上前迈一步，右脚横着跨出一步，接着左脚再跟进并到右脚，这样交替着前进。练习舞步时，不是简单机械地去模仿，能加入自己对身体韵律的理解会让这个简单的移动方步变得非常有美感。跳舞时要挺胸、收腹，两眼平视前方，这是对舞姿基本的要求，只有正确的舞姿，才能对身体产生更大的锻炼作用。

跳舞的动作可以刺激人体的骨骼结构，让骨骼经历更多方式的运动，同时使肢体的肌肉得到运动，让四肢线条变得更匀称有型。此外，它还能提高身体的协调性和平衡性。

一月任务
二月任务
三月任务
四月任务
五月任务
六月任务
七月任务
八月任务
九月任务
十月任务
十一月任务
十二月任务

07.19

07月19日

活力操，强壮骨骼

目的：强健肢体筋骨

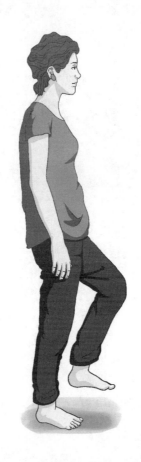

中老年人必知的 **365** 个养生法：大字插图超值版　｜　七月任务：筋、骨

随着年纪的增大，骨质疏松、关节酸软等现象层出不穷。怎样才能改变这些状况呢？今天，我们就给你介绍一套"骨骼活力操"。

1.首先要自然站立，自然呼吸，然后下肢向上抬起，左右下肢交替进行，做10次左右就可以还原站立。

2.将两脚张开，身体微微向前倾斜，两臂自由向上伸展。然后还原，调整呼吸再做。这个动作也要到10次左右。都做完之后，再从第一个步骤开始做，这就是对下肢和上臂交替着进行锻炼。这样循环大概5～6次就可以了。

这套简单的骨骼活力操，能使腰部和腹部同时得到锻炼，而且还能增加后背的支撑力，加强躯干的稳定性和平衡感，非常适合中老年朋友练习。

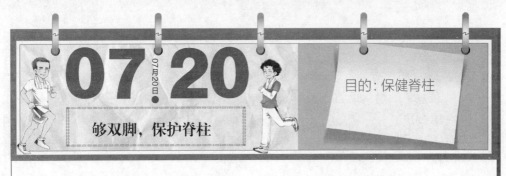

今天我们给大家介绍训练脊柱的方法，操作起来很简单，现在就跟着我们来学习一下吧！

1.首先侧躺在垫子上，用右手臂支撑身体，让身体的重心移动到右手和右脚上，并集中精神。

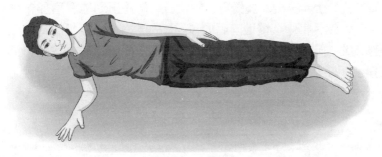

2.接下来，吸气，将左腿抬起，用左手去够左脚，保持这个姿势，屏住呼吸，直到感觉呼吸有些急促为止。

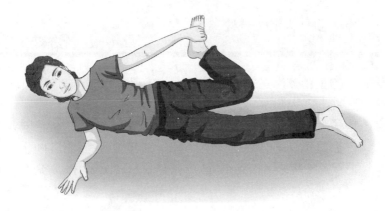

3.然后呼气，同时缓慢放下左腿，再换个方向继续做之前的动作。重复3～5次为好，且最好能延长保持姿势的时间。

通过双手去够双脚，可以让脊柱得到拉伸，从而延缓脊柱的衰老，也能预防脊柱方面的疾病，如骨质增生、腰椎间盘突出等。

一月任务
二月任务
三月任务
四月任务
五月任务
六月任务
七月任务
八月任务
九月任务
十月任务
十一月任务
十二月任务

· 121 ·

07.21 07月21日

扭一扭，保护脊柱

目的：保健脊柱

今天我们再给大家介绍一种脊柱骨骼的保健方法——扭动脊柱。

1. 在地板上铺块垫子，然后坐下来，两脚并拢，上半身要尽量挺直。

2. 吸气，然后身体缓慢地向后仰，同时缓缓向右扭动身体，让左臀部弯曲，尽量使手掌和头碰到地板。保持姿势半分钟到1分钟。

3. 然后呼气，还原，再换另一侧进行此动作。左右两侧交替进行3~5次即可。

脊柱扭动能够增加脊柱的承受压力的能力，还能延缓脊柱衰老，预防脊柱方面的疾病，效果可谓"异彩纷呈"。当然扭动不要太过用力，避免出现岔气等问题。

07.22 07月22日

空中骑马，锻炼脊柱

目的：保健脊柱

今天我们的主题依然是脊柱的保健，这个方法叫"空中骑马"。

1. 坐在垫子上，将上身绷直，双腿也绷直，然后吸气，同时将上身慢慢向后仰，把双脚抬起来，抬到40厘米处。

2. 这时再将双手尽力地向前伸，此时就是骑马的姿势。这时一定要记得保持平衡，如果不能平衡就试着将双脚放下来一点，再试着去进行。保持骑马的姿势，坚持半分钟。

3. 做完后，调整呼吸。重复3~5遍。

双腿用力伸直，锻炼双腿的骨骼；双手牵引着上身向上，拉伸了脊柱。一个小动作，就锻炼你的多个重要部位的骨骼，而且还能预防这些部位的骨骼疾病。不过注意，做这个动作不要太过度，否则会出现向后跌倒的情况。

今天，我们再给你介绍一个保健脊柱的小方法，同时它也能让身体其他部位的骨骼得到锻炼。

1. 首先要仰卧在床上，双手臂互相抱于胸前，头要向前垂一些。

2. 然后吸气，抬起头，再抬起上半身，让脊柱保持平衡，膝盖以下的部位尽力贴着床面，尽量保持这个姿势半分钟到1分钟。

3. 在保持这个姿势时，如果感到呼吸有些急促的时候，就证明锻炼开始出现效果了。接着恢复做这些动作之前的姿势，整套动作重复3～5遍为佳。

这个方法可以延缓脊柱的衰老，让你拥有一副健康的好脊背。不过，在保持上身抬起的姿势时，要依照个人的实际情况来定夺时间长短，千万不要逞强。

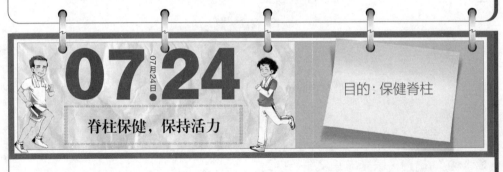

从今天起，我们会给大家介绍一些"小动作"保健方法。它们看着很简单，但是作用很大。

1. 先找一块垫子铺在地板上。铺好后，将臀部坐在脚后跟上，膝盖与地板接触。然后挺直上半身，两手扶住膝盖，让全身放松。

2. 接下来，吸一口气，将双手举起，然后呼气，慢慢地将身体向前倾斜，直到额头和手臂前段碰到地上。如果实在碰不到，也没关系，只要尽力去做这个动作就好了。

3. 保持此姿势1～2分钟后调整呼吸，将身体还原。依据个人的实际情况将此小动作重复3～5次。

这个小动作主要是伸展脊柱，它不仅能让脊柱减缓老化，还能有效地预防腰椎间盘突出等病症。

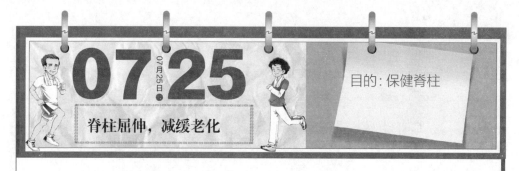

虽然一连几天都是保护脊柱的主题，但是各种方法可以让脊柱有更多健康的选择。今天，我们给大家介绍的是"跪着运动"。

1.首先跪在垫子上，上半身尽量挺直，然后吸气，把上身缓慢地前倾，两只手和双膝支撑身体。

2.然后将腰弯下，左膝也同时弯曲，将头垂下来，鼻尖最好能碰到左膝盖。

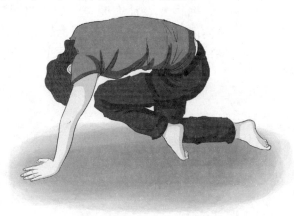

3.然后将头和膝盖复原，接着呼气，头向前抬，眼光向上聚集，这时左脚向后伸直，保持半分钟到1分钟。

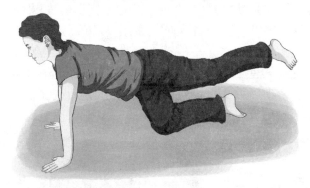

4.最后，所有动作完成，恢复到最初跪地的姿势，调整呼吸，接着再换右腿做这一系列动作。

这个保健脊柱的小方法可以让脊柱附近的肌肉保持正常的活力，同时预防骨质增生以及腰椎间盘突出等脊柱方面的问题。

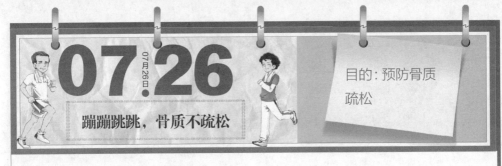

07.26 07月26日

蹦蹦跳跳，骨质不疏松

目的：预防骨质疏松

　　中老年朋友若想保持一副好骨骼，就要勤加锻炼。今天我们说的是蹦蹦跳跳防骨质疏松，方法非常简单。

　　找一首自己喜欢的歌曲，和着歌曲的节奏来跳动。你可以单脚跳，也可以双脚向前、后交替跳。方式有很多，不过注意要找相对宽阔一点的地方，还要穿上一双质地软、重量轻的运动鞋。此外，你还可以跳绳，根据自己的身体情况来确定跳绳的基本速度，比如1分钟40～60下的速度对于老年人来说就可以达到锻炼的目的了。

　　做蹦跳运动，不但加速了全身的备注循环，而且地面的冲击更激发骨质的形成，使骨密度增加，以适应来自外部的肌肉拉伸和关节活动等情况。骨质坚固就能承受更大的负荷，让人走起路做起事都显得非常硬朗。

07.27 07月27日

按压双腿，骨质不疏松

目的：预防骨质疏松

　　很多人在运动前都习惯压压腿，你知道吗？压腿不只是一种热身活动，还有助于防治骨质疏松。

　　压腿的运动随时都可以做。早晨起床以后，可以扶着床栏杆先做一些下蹲的动作，感觉腿有些酸的时候，就来进行压腿的练习。你可以将腿搭在床的扶手处，进行按压；也可以坐在凳子上，将腿搭在另一张凳子上，进行按压。压腿的次数在自己能承受的范围之内。一般来说，做15～30分钟比较合适。当然，两条腿要轮流进行。

　　压腿很简单，轻轻松松就可以防治骨质疏松。在做这个运动的时候，腿放置的高度和持续的时间都可以逐步地增加，循序渐进才能起到良好效果。

07.28 07月28日

目的：预防骨质疏松

抬腿运动，骨质不疏松

今天我们再来介绍一种针对腿部锻炼的小方法——抬腿。

1.先在躺在床上，调整呼吸到平稳，将腿抬高15°～30°的高度，具体高度依照个人的情况而定。

2.然后将股四头肌进行收缩，让膑骨达到一种被拉紧固定的状态。刚开始，坚持这个状态十几秒钟即可，循序渐进，慢慢增加锻炼时间。

3.当你练到一定程度时，比如抬腿能坚持5分钟左右，就可以在脚上放一些东西，比如枕头等，来给你的大腿施加一些压力，使锻炼更有效果。每天可以练习2～3次，不必太多，否则容易感到疲劳。

抬腿最主要的作用就是拉伸肌肉，提升腿部骨骼的支撑力，有效防治骨质疏松。其实，它不仅锻炼了腿部，而且也锻炼了其他部位。

股四头肌
股骨
髌骨

07.29 07月29日

目的：预防骨质疏松

手举枕头，骨质不疏松

今天，我们给大家说一个可以预防手臂骨质疏松的小方法——举枕头。当然不一定非得用枕头，有一定重量的物体就可以。

你可以选择在晚上进行，比如利用看电视的时间去做。当你坐在椅子或者沙发上的时候，试着拿一个枕头，将其举过头顶。保持一会再放下来，调整呼吸后试着再举一次。这样重复3～5次，当你觉得有些累的时候，就停下来，拍打拍打手臂，让肌肉放松。

预防骨质疏松，不管是腿部还是手臂部，一个主要的途径就是加强锻炼。骨骼和肌肉如果得到充分的锻炼，那么保持年轻活力就不是问题。

07.30
07月30日

不幸长骨刺,运动要坚持

目的:缓解骨刺症状

今天,我们和大家讨论一下长骨刺后的运动方法及注意问题。首先,我们要清楚一点,适当地活动不仅可增强体质、锻炼肌肉,还能使骨刺周围的软骨组织尽快适应骨刺带来的不适,减轻疼痛。

那么,如何运动更科学呢?这需要根据个人体质而定,如有的人是颈、腰部疼痛,就可常做一些颈部或是腰部的旋转运动,避免身体长时间保持相同的姿势,并注意姿势正确;如果是膝关节疼痛,可主要进行伸腿、下蹲、站立等锻炼。骨刺患者的锻炼不宜剧烈,运动量的大小也没有固定的要求,因个人体质而定,一般以关节的肿胀、疼痛感不会加重为宜。

当然,在急性发病期要尽量少运动,避免劳累过度。当症状缓解之后,再依据个人身体状况参加适量锻炼。

07.31
07月31日

骨刺痛难忍,家中来保健

目的:缓解骨刺症状

骨刺是由于年老、疲劳、遗传等多种因素引起的一种慢性疾病,除了正确用药外,日常护理最为关键。

1.你可尝试用热敷法来缓解病痛。将毛巾放在热水中浸湿,拧干后热敷于疼痛处。每天用手揉疼痛处3～5分钟,以局部皮肤发红、发热为宜,长期坚持就能缓解肿胀、疼痛。

2.如果足跟长有骨刺,最好为自己准备一双舒适的软底鞋。晚上睡觉前,用冷水、热水轮流泡脚,也可缓解疼痛。此外,熏洗法也适合足跟骨刺的患者:准备肉桂、川椒、红花、元胡、生姜各10克,水煎15～20分钟,放至室温后用药水洗脚。

此外,还需强调一点,老年朋友无论有无骨刺,在睡眠、伏案时都要注意保持正确的姿势,以预防或延缓颈背骨刺的产生。

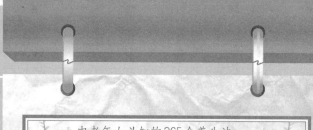

中老年人必知的365个养生法：
大字插图超值版

八月任务

呼吸系统

　　人到老年，呼吸系统难免会出现一些不适症状，为了减少疾病的困扰，需要中老年朋友们养成良好的生活习惯。本月我们就以"远离呼吸系统疾病"为主题，从防止感冒、保健气管、改善肺功能、防治打鼾、气喘、咳嗽等方面，为大家详细讲解一些既有趣又有效的锻炼方式。比如，经常搓手、用冷水洗脸、吐故纳新、自然换气、腹式呼吸、打太极拳等，这些方法能够增强体质，为呼吸系统筑起坚固的"壁垒"。只要保持良好的习惯，我们就会远离呼吸系统疾病。

08.01
08月01日

经常搓手，远离感冒

目的：防治感冒

　　在冬天，人们手指寒冷，会不自觉地搓搓双手。今天，我们就给大家讲讲搓手时的一些小窍门。

　　搓手时，双手合掌，进行对搓，双手的"大鱼际"（即手掌上肌肉丰厚突起的部位）要贴合，对搓至发热。也可以一手固定，一手对其搓动，再两手交替，大约2分钟即可，这时整个手掌便会发热，这样就促进了"大鱼际"的血液循环和脉穴疏通。

　　为何搓手使"大鱼际"发热就能有效地预防感冒呢？手掌"大鱼际"处脉络丰富，与上呼吸道息息相关，经常刺激它，可促进其血液循环，疏通经络，有助于增强人体抵御感冒病毒的能力，同时还能辅助治疗上呼吸道的许多疾病。

08.02
08月02日

轻捏咽喉，预防感冒

目的：防治感冒

　　中老年人的免疫力相对变弱，更容易因为风寒或风热而引起感冒。今天，我们教你一些小动作，可以预防咽喉炎症、感冒。

　　1.首先要用五个手指捏住喉结处的皮肤缓缓向上拉，重复10次左右。

　　2.然后用两手的食指将喉结轻轻夹住，指尖朝下微微用力并顺时针慢慢地转3圈，指尖千万不可盲目用力。

　　3.最后再用同一只手的食指、中指和无名指轻轻按住喉结以下部位，慢慢地按摩3分钟左右。整套动作大约需要耗费5～6分钟，每天早晚各做一遍效果更佳。

　　喉结是人体比较脆弱的部位，做此套动作时，千万不可盲目用力，以免引起咽喉疼痛。另外，此套运动还需要长期坚持，只有日久天长地去练习才能达到增强体质、预防感冒之功效。

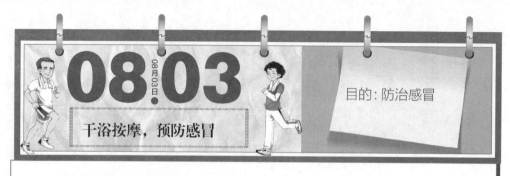

08.03 08月03日

干浴按摩，预防感冒

目的：防治感冒

今天我们给大家介绍一种可以预防感冒、促进血液循环、防治头疼的"干浴按摩"。

1.站姿、坐姿都可，一定要摒弃杂念，全身放松。

2.准备工作做完之后，首先要将两手互相摩擦，使其发热，接着用发热的双手按在自己的面颊上，顺时针按摩30次左右，再用双手的手指从前额沿头顶至脑后做50次左右梳头动作，使头皮有发热感。

3.然后坐在床上或沙发上，用手掌搓两脚脚心，每只脚各搓60次左右。

4.最后，再用手掌搓自己的前胸后背，做干洗澡动作，搓热为止。

经常做"干浴按摩"除了预防感冒，还能延缓神经系统老化，使人变得越来越有活力。

08.04 08月04日

伤寒入侵，按摩足三里

目的：防治感冒

今天，我们就给大家介绍一种防治伤寒的精油按摩方法。

1.首先，让我们来挑选精油。一般来说，性暖质干的精油是最合适的选择，像豆蔻、针松、雪松、迷迭香、茶树、月桂、马乔莲等都可以选用，每次用1滴就可以。

2.其次，要找准穴位——足三里。它位于膝盖骨往下的位置。从膝盖骨往下摸，有一处凸骨，再往斜下方摸还有一个凸骨，以这两块骨头的连线为底边，向下画一个正三角形，它的顶点就是足三里的所在了。把选好的精油滴在此穴位上用手指按摩，或用按摩锤敲击即可。

足三里是一个重要穴位，经常按摩不仅可以可强身健体、增强抗病能力，还能有效抗衰老，中老年朋友不妨试一试。

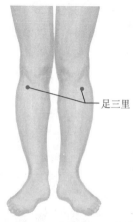

足三里

炎炎夏日，气温闷热、湿度大，很容易引起暑湿感冒。今天，我们就和你聊聊对付暑湿感冒的按摩方法。

1.躺在床上或是沙发上，让家人坐在你身后。双手拇指按摩印堂穴直至神庭穴，来回15次。

2.然后双手手指用分推法按摩攒竹穴至太阳穴。用大拇指按揉太阳穴，再提到头维处按揉，操作5次。

3.接下来用双手拇指按揉两侧的迎香穴、晴明穴各半分钟。

4.最后用手掌从下颌部抹至前额，操作10次，用大鱼际部位在前额处按揉2分钟。

按摩时一定要找准穴位，用力适当。必要时不妨请教一下专业人士，这样才可事半功倍。患感冒之后，人体往往会感到身困体乏，而按摩有疏通经络、缓解疲劳的功效，对治疗感冒有很好的作用，但需长期坚持才有效。

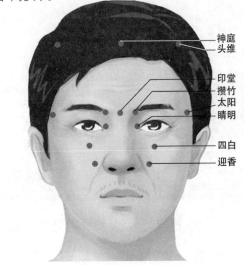

神庭
头维

印堂
攒竹
太阳
晴明

四白
迎香

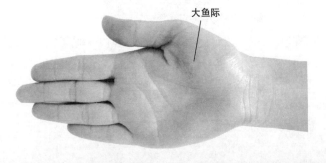

大鱼际

一月任务
二月任务
三月任务
四月任务
五月任务
六月任务
七月任务
八月任务
九月任务
十月任务
十一月任务
十二月任务

08.06 08月06日

流感来袭，按摩可反击

目的：防治感冒

如果你担心流感病菌的侵袭，那就赶紧加入到按摩者的行列来吧！

1.预防流感可从3个穴位进行按摩。第一个是风池，在耳后大概两个手指宽处，枕骨的下方，脖子的上方。按摩时两拇指点按此穴位，用力揉动10次左右即可。

2.第二个是大椎，在脖子后面正中央的位置，用手摸上去是一个大骨头突起的下缘部位，即第7椎棘突

的下方。按摩时可用食指与中指用力按住这个穴位，揉动150次左右即可。

3.第三个是肩井，位于脖子到肩部的中央肌肉较多的地方。按摩时可用拇指与食指、中指一起提拿按摩，拇指在前，另外两个手指在后，用力按摩10次左右即可。

掌握了按摩的方法，当感冒来袭时，你就可以有机会阻止它入侵自己的身体了。

风池
天柱
肩井
大椎

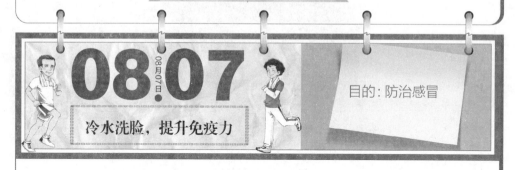

08.07 08月07日

冷水洗脸，提升免疫力

目的：防治感冒

冷水洗脸的好处很多，它不仅能增加皮肤弹性、减少面部皱纹，而且还能促进面部的血液循环，提升自己的耐寒能力，从而达到预防感冒、鼻炎等呼吸道疾病的目的。今天，看看我们推荐的冷水洗脸法吧！

打开自流水，保持水流适中，先把手洗净，接着用自流水去冲洗脸颊。冲洗的方式是，低头侧脸将脸颊置于流水

之下，一边冲一边用手搓脸颊。这样清洁完脸颊之后，再在盆里装上冷水，低头用冷水将额头与鼻部洗净即可。

在用冷水洗脸时需要注意：保持水温适度，一般在15～25℃之间；另外，你要根据外界气温以及自己的身体情况来确定要不要用冷水洗脸，如果在洗脸时受到冷水刺激产生一些非常不适的反应，那么就应该立即停止。

一月任务
二月任务
三月任务
四月任务
五月任务
六月任务
七月任务
八月任务
九月任务
十月任务
十一月任务
十二月任务

中老年人要保持身体健康，重在提高机体免疫力。有什么运动可以预防慢性支气管炎？我们来看下面的呼吸方法。

1.立正，深吸气，同时双臂慢慢伸开，抬起，使手臂与躯干成钝角。呼气，同时双臂缓缓放下。速度要慢。

2.然后双臂抬起，肘部半屈，两手握拳，拳心向下，双臂慢慢向后拉，最后恢复。做2次。接下来两臂伸举，保持挺胸姿势，放下双臂，立正还原。

3.接下来，做一个左弓步，右手叉腰，左臂从侧面向上举，过头顶后向右侧伸，此个动作做3次，幅度渐大，但要量力而行。换方向重复此动作。

4.最后原地踏步，动作幅度应大一些，逐渐使自己恢复平衡。

这套呼吸操经常练习不仅有助于强健你的呼吸器官，而且还可以起到锻炼身体、增强体质、愉悦心情的作用。

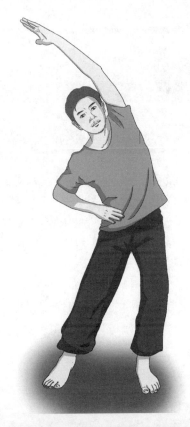

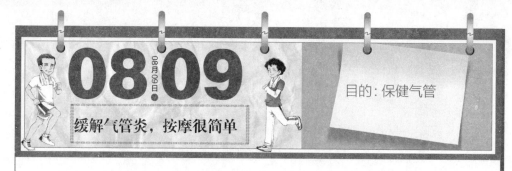

08.09 08月09日

缓解气管炎，按摩很简单

目的：保健气管

　　对于患有支气管炎的中老年朋友来说，可以通过特定的按摩来治疗。首先在椅子或床上静坐1～2分钟。然后按揉中府、膻中、尺泽、列缺、肺腧各1～2分钟。力度要适中，使其有酸胀感。

　　接下来，团摩上腹。将左手掌心放在右手背上，右手掌心放在上腹，适当用力顺时针做环形按摩1～2分钟，直到上腹部发热。然后是分推肋下。双手四指并拢，分别放于剑突旁，沿着肋下分推1～3分钟。

　　最后是搓涌泉，将左右下肢平放在侧膝上，用手掌心按在涌泉位置，反复搓擦1～5分钟，直到足心发热为止。左右肢交替进行。

　　此法不仅有化痰止咳、宣肺顺气、和胃健脾、疏肝理气等功效，而且能醒脑安神、补肾纳气，非常适合中老年朋友。

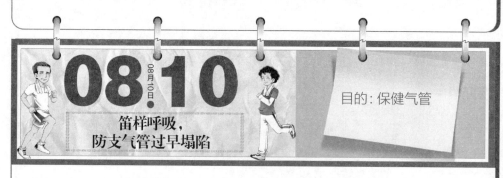

08.10 08月10日

**笛样呼吸，
防支气管过早塌陷**

目的：保健气管

　　慢性支气管炎是最常见的呼吸系统疾病之一，今天，我们特别来介绍一种"笛样呼吸法"。

　　1."笛样呼吸法"又称缩嘴呼吸法，吸气时用鼻子，呼气时要刻意将嘴唇缩紧，来增加呼气时的阻力，慢慢呼出。这样，支气管内就会拥有一定的压力，去抵抗吸气时胸腔的压力，防止支气管以及小支气管过早塌陷。

　　2.吸气时尽量缓慢，以免造成呼吸道狭窄，使呼吸变得急促。另外，此种呼吸法不宜连续练习，以免造成通气不良的现象。最佳的练习方法是，每次练习3～5分钟，暂停20分钟，再进行下一遍练习。

　　"笛样呼吸"只适用病情稳定的慢性支气管患者。如果患者朋友出现感冒咳嗽、发热等急性病症，还应立即到医院接受治疗，以免耽误病情。

一月任务
二月任务
三月任务
四月任务
五月任务
六月任务
七月任务
八月任务
九月任务
十月任务
十一月任务
十二月任务

08.11

08月11日

拍打胸背，
防治慢性支气管炎

目的：保健气管

有一首歌这样唱道：如果感到幸福你就拍拍手。现在我要说：如果经常咳嗽你就拍拍胸。拍打胸背能够对慢性支气管炎起到很好的辅助治疗作用。

1.要想正确拍打胸背，首先应该保持正确立位；然后用右手拍打左胸，再用左手拍打右胸，同时注意拍打时应该先由上至下，再由下至上，力度以自己感到舒适为标准，各拍打100～200次。

2.拍完胸后，还要再用右手拍打左背，左手拍打右背，每侧均拍打100次，每天早晚各做一遍效果更佳。

此项运动可以增强体质，提高免疫力，不仅能防治慢性支气管炎，而且对肺气肿、肺心病、心脏病等均有一定的辅助治疗作用。

08.12

08月12日

拒绝吸烟，远离哮喘

目的：保健气管

你有吸烟的习惯吗？或者总是被动地吸入二手烟？你知道吸烟容易导致哮喘？中老年人要预防哮喘，就应从拒绝吸烟开始。

首先，要远离吸烟的环境，多去空气清新的公园散步。家里面的空气也要保证是无烟的、清新的。为了身体健康，自己不要抽烟，也要阻止家人吸烟。

烟草中有大量的有害物质，这些物质会附着在支气管和肺部等处，增加气道的阻力，减弱肺的净化功能和纤毛的活动能力，易引起支气管痉挛，诱发哮喘。吸烟除了会诱发哮喘，还会加重已有的哮喘病情，影响哮喘的治疗效果。所以为了身体健康，一定要拒绝吸烟。

08.13 08月13日

按摩推拿，防治哮喘

目的：保健气管

　　中医上认为，人体内有伏痰是患哮喘的内因，是脾的运化功能失常以及一些外在因素促使伏痰发作，进而形成哮喘。今天，我们介绍下面的方法防治哮喘。

　　1.首先要推拿桥弓。桥弓位于脖子两边的大筋上，在左右转动头部的时候能明显感觉到。用双手手指从上到下推拿20～30次，再推拿另一侧。

　　2.然后进行躯干部的按摩推拿。横擦前胸部，顺着锁骨的下边缘横擦到下肋处，来回2～3次。然后再横擦肩背和腰部，由肩背处开始横擦至腰骶，来回2～3次。

　　3.接下来就是对上肢的按摩，先擦摩一侧，再擦摩另一侧。擦摩上肢时可以按照从身体内侧向身体外侧的顺序进行，再提起上肢，从肩部擦摩到腕部，然后理理手指，最后搓抖一下上肢，以感到透热为准。

　　通过这种按摩，可以达到理气、平喘、化痰等作用。

08.14 08月14日

腹式呼吸，健肺养生

目的：改善肺功能，防治肺部疾病

　　今天，我们为大家介绍一下腹式呼吸的方法。

　　1.腹式呼吸简单易学。人仰卧在床上，将肢体放松，然后松开腰带，思想集中，慢慢进入练习气功的状态。

　　2.接着由鼻子慢慢吸气，鼓起肚皮，每口气要坚持10～15秒钟，徐徐地呼出去，每分钟呼吸4次。在做腹式呼吸的时候也可以进行胸式呼吸，这就是所谓的呼吸系统的交替运动。

　　腹式呼吸运动，弥补了胸式呼吸的缺陷，有延缓肺的老化、防止肺纤维化的作用。另外，它还有助于机体获得充足的氧，让人精力充沛；能促进胃肠的蠕动，有益于消化，加快排泄物的排出。而且，腹式呼吸还可以锻炼腹肌，消除腹部脂肪，是一种健肺养生、延年益寿的好办法。

08 15
08月15日

做做体操，运动健肺

目的：改善肺功能，防治肺部疾病

运动有助于身体健康，那你知道什么运动最适合肺部保健吗？今天，给你介绍一套简易的"健肺益寿操"。

首先要站好，吸气的同时上身部缓缓向右后方转动，右臂平举一起右后方伸展，接着左手放在左胸侧部向右推动胸部，同时呼气。反方向同此。

然后坐在椅子上，两手放在胸部两侧，深吸气，同时两手挤压胸部，身体前倾，再缓缓呼气还原。

接着深呼吸，同时将一侧下肢抬起，双手抱住其小腿，并向胸部挤压，然后呼气还原，接着进行另外一侧。两侧交替进行。

最后自然直立，双脚并拢，深吸气，同时弯曲膝盖向下蹲，两手抱住膝盖，使大腿尽量挤压胸廓以及腹部，这样可以排除肺中存留的气体，然后吸气时还原。只要坚持做下去，就能收到良好疗效。

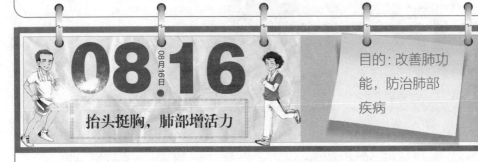

08 16
08月16日

抬头挺胸，肺部增活力

目的：改善肺功能，防治肺部疾病

经常昂首挺胸不仅有利于健康，还会让你看上去更有活力，今天，我们就和你聊聊如何通过挺胸增强肺部的活力。

1.平时散步时，要有意识地抬头挺胸，也可多做些对挺胸有帮助的运动，比如太极拳。

2.跳交谊舞，可以让人下意识地挺起胸来，是不错的挺胸练习。

3.也可以做做简单的扩胸运动。

4.同时，你在练习挺胸的时候，可以配合做一些摆臂的动作，效果更佳。

国外最新研究数据表明，挺胸能使肺活量增加20%左右。肺活量增加，身体各个部位能获得更多的氧气，这样就可以使丰富而新鲜的血液顺利输送到脑部，保证大脑所需要的各种营养物质，使大脑能保持敏捷的思维和良好的记忆力。

一月任务
二月任务
三月任务
四月任务
五月任务
六月任务
七月任务
八月任务
九月任务
十月任务
十一月任务
十二月任务

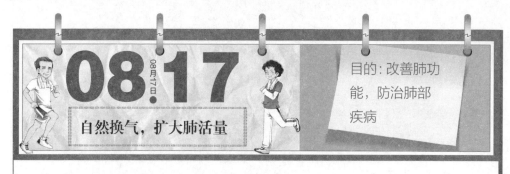

08.17 08月17日

自然换气，扩大肺活量

目的：改善肺功能，防治肺部疾病

很多中老年人都喜欢晨练，但是，仅仅是散步、跑步、骑车等这些有氧运动并不能充分利用良好的自然环境。今天我们就介绍一下"自然换气功"。

1.早晨，要选择到公园或者其他有花草树木的地方，那里的空气质量佳，才利于"换气"。达到目的地后，全身放松，用自然散步的方式去换气。

2.迈第一步时吸气，迈第二步时再深吸一口气，在迈第三步时才慢慢呼气，同时两臂自然摆动。每日练习20～30分钟。

"自然换气功"通过简单的呼吸运动让你获得新鲜空气，达到扩大肺活量，增强肺功能的目的。如果能够坚持，不仅能扩大肺活量，而且对人体八大系统的稳定、和谐和强健都有很大益处。

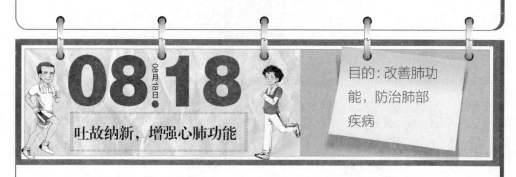

08.18 08月18日

吐故纳新，增强心肺功能

目的：改善肺功能，防治肺部疾病

"吐故纳新"就是指吐出人体内部的废气，吸进外界中的新鲜空气。下面，我们就带给你一种特殊的吐纳功法——咽气法。

1.端正姿势，双脚开立，与肩同宽，同时双手叉腰，用意识去观想丹田。

2.保持3分钟之后，用鼻子将气吸入嘴中，然后将嘴紧闭，同时口腔前部也要合紧，使气压都聚集在口腔后部，接着向前伸脖子同时将口中的气咽下，使其涓涓有声，如此连咽5～7口，过5～10分钟，便会嗳气2～3声，将气排出。

3.最后再用意识去观想丹田，静站3分钟。

中老年人随着年龄增长，呼吸器官也在发生退化，很容易受到气候变化的影响而出现肺气肿、慢性支气管炎等病症。所以，平时一定要加强呼吸运动锻炼，多做咽气法或其他呼吸体操，以增强心肺功能。

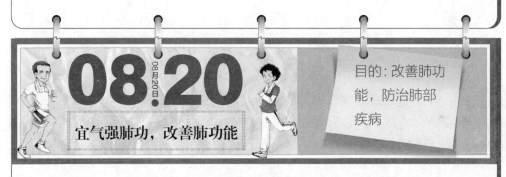

08.19 08月19日

大声喊叫，清肺又强肺

目的：改善肺功能，防治肺部疾病

我们今天要讲的主题是"嗓常喊"，就是每天开口大声喊叫几声，它具有清肺虚、强肺功的强大作用。

大声喊叫最好选在清晨或夜晚，并且还要选择花草树木众多、空气新鲜的地方。首先要两腿自然开立，两臂微微展开，深吸一口气；然后将气体推至丹田，再用足力量拉长声音大声喊出；在连续喊叫9声之后，全身放松，恢复原来的呼吸方式就可以了。当然，尽量选择在偏僻的地方，以防影响其他人正常生活。

经常大声喊叫的人，不仅可以吸入大量氧气与负氧离子，增加肺活量，而且还可以调节神经系统的兴奋性，促进胃液分泌，增强胃功能。可以说，大声喊叫其实是一项全身运动，它对稳定人体八大系统均有一定功效。

08.20 08月20日

宜气强肺功，改善肺功能

目的：改善肺功能，防治肺部疾病

今天我们为大家介绍"宜气强肺功"，来改善肺功能。

1.首先端正姿势，两脚开立与肩同宽，同时双臂自然下垂，两眼轻闭，全身放松，集中精神。

2.然后两条手臂从身体两侧缓缓向上举过头顶，同时，两条手臂要伸直，脚跟提起，努力将五指向上伸直。

3.最后两条手臂再从身体两侧缓缓下落，还原到原先的位置。就这样，手臂一上一下为1次标准动作，反复做49次，早晚各做1遍。

只要能将"宜气强肺功"坚持下去，不仅能对一些季节性的呼吸系统疾病有很好的预防作用，而且还可以促进上肢肌肉的锻炼，起到健体的作用。

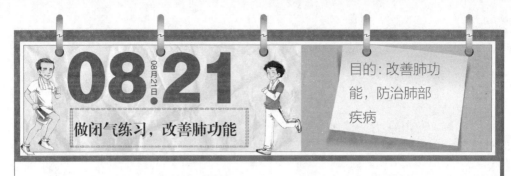

08.21 08月21日

做闭气练习，改善肺功能

目的：改善肺功能，防治肺部疾病

对中老年人来说，防止呼吸道感染，增强肺部呼吸功能尤为重要。下面，我们就来介绍一种能增强肺部呼吸功能的闭气方法。

清晨，找一个空气清新的地方，先用鼻子深吸一口气，立刻屏息，并收紧腹部。面向正前方，不要低头。保持一会儿后，你会感到有些难以忍受，这时不要呼气，继续吸入3～4次空气，把肺部装满气体，坚持15秒后，缓缓呼气。当然，初练者不用过分勉强自己，循序渐进增加闭气时间。要是能够练到60秒不呼气，效果就很好了。

这个闭气方法能增加全身的含氧量，在增加肺功能的同时，提高身体免疫力。此外，还要注意饮食，这样就能有效防治肺心病，达到延年益寿的目的。

08.22 08月22日

上下楼梯，强健肺部

目的：改善肺功能，防治肺部疾病

你平时有走楼梯的习惯吗？今天，我们要给你介绍的就是通过上下楼梯来强健肺部，轻松防治肺气肿。

上下楼梯练习因人而异，体力稍弱一点的可以每天1～2次。第1天的时候，上1级，下1级；第2天上2级，下2级；这样逐天增加，最后增到上24级，下24级，上楼下楼时间也可以逐渐缩短，到最后，争取在18～20秒里上完24级。这对患有稍重肺气肿的朋友也适用。对于体力稍好、轻微肺气肿的朋友，可以每天练习上下楼5分钟。

肺气肿是由一些呼吸系统疾病发展而来的，多进行一些体育治疗是非常有益的，上下楼梯就是一个绝佳选择，它能很好地增强肺的呼吸功能，非常适合中老年朋友练习。

一月任务
二月任务
三月任务
四月任务
五月任务
六月任务
七月任务
八月任务
九月任务
十月任务
十一月任务
十二月任务

08.23 08月23日

变速步行，强健肺部

目的：改善肺功能，防治肺部疾病

医学证明，一定速度的行走是锻炼身体的好方法，可以很好地改善肺功能。下面推荐两种行走法。

1.变速行走法。步行路程是1000～2000米，可因人而异。行走时要变换速度，先用中速或者快速行走30～60秒，再缓步行走2分钟，交替进行。行走时要尽量地挺直胸部，配合呼吸，走4步一吸气，走6步一呼气，这样可以锻炼肺的呼吸功能。早晚可以行走1～2次。

2.匀速行走法。这需要坚持行走1500～3000米的路程，行走速度要保持均匀并且适中，要不间断地走完全程。可以根据自己的体力逐渐增加路程，以每次走完略微感觉到疲劳为度。

需特别注意的是，有呼吸道感染的中老年朋友不适合这种锻炼法。另外，如果在行走时出现眼花、头昏、胸痛等不适症状时，就要立即停止。

08.24 08月24日

巧妙排痰，防治肺气肿

目的：改善肺功能，防治肺部疾病

众所周知，及时将痰液排出或稀释，有利于恢复支气管功能。下面，我们就教大家一种巧妙排痰的方法。

1.共分为五个步骤：第一，端正姿势，深吸气；第二，吸气之后需要暂时性地闭气；第三，在闭气的同时还要关闭声门，不要出声；第四，有意识地增加胸腔内部压力；第五，缓缓用力，开放声门，大声咳出即可。

2.为了此种排痰妙方得以顺利进行，你需要采取体位引流，比如平卧位、侧卧位等都有利于将痰顺利排出。另外，有时也可利用拍打胸部，加强腹肌与上肢练习等方式来帮助排出痰液。

提醒大家一下，在进行巧妙排痰时，不要在风沙、寒冷、大雾的环境中进行排痰训练，这样不能防治肺气肿，反而还会对身体造成很大伤害。

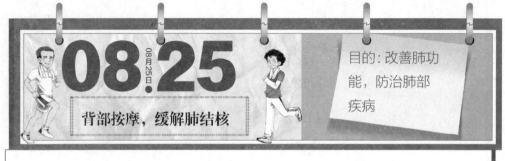

08.25

08月25日

背部按摩，缓解肺结核

目的：改善肺功能，防治肺部疾病

中医上认为，人体内正气缺乏、体质虚弱、肺阴虚等是导致肺结核的一些原因。今天，我们要说的是肺结核的按摩疗法。

1.首先要选择一个空间较大的地方，全身放松坐在床上，这时请老伴儿用一只手扶住你的头，另一只手放在你的背部进行按揉，再用大拇指点按肾腧。

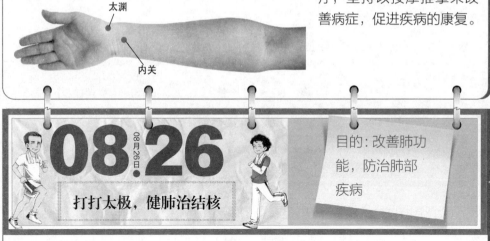

2.接下来你可以趴在床上，老伴儿要循着你的背部慢慢地进行搓运，然后点按心腧、膏肓。接下来，再翻身平躺在床上，老伴儿的一只手握住你的手腕上部，用另一只手的拇指点按内关、太渊等。

这套按摩推拿的方法主要起到增强人体正气、提高人体抗病能力的作用。如果患有肺结核，你需要正规治疗，坚持以按摩推拿来改善病症，促进疾病的康复。

08.26

08月26日

打打太极，健肺治结核

目的：改善肺功能，防治肺部疾病

现在生活水平提高了，老年人也越来越懂得运动养生的道理。太极拳是运动养生的不二选择，此外，它还可以辅助治疗肺结核。

先练习比较简单的太极拳拳法，比如可以只学半套，上午下午各练1次，每次练习20分钟，随后再慢慢地去练整套太极拳。当练习整套太极拳的时候，时间也要逐步延长，可以坚持到30分钟，大约3个月为一个疗程。肺结核恢复期，还可以在练习太极拳的基础上适当增加广播体操等其他运动。

患有肺结核的人不适合进行耐力运动，而太极拳动作柔缓、轻松自然，并且健脑养身。坚持练习太极拳可以提高人体的免疫力，扩大肺活量，对辅助治疗肺结核有着很神奇的效果。

08.27 08月27日

日常打鼾危害大

目的：防治打鼾、气喘、咳嗽

你知道吗？其实打鼾也可以说是一种病。今天，我们就为大家介绍一些比较实用的预防打鼾的方法。

1.打鼾现象多出现在肥胖人群中，所以保持合理的体重很重要，平时要多运动、合理饮食。

2.避免饮酒和吸烟，尤其是睡前饮酒吸烟。吸烟会使呼吸道疾病加重，饮酒会加重打鼾。另外，睡前不要服用镇静和安眠的药物，它们会抑制呼吸中枢的调节功能。

3.睡觉最好采取侧卧，右侧卧更好些，这样可以避免在睡眠时舌根和软腭松弛下垂，加重对上气道的堵塞。

长期打鼾而得不到很好的防治，还可能引起冠心病、高血压、糖尿病、脑卒中、心律失常等严重疾病。上述那些都是比较基本的预防措施，在出现打鼾之前就该这样去做，出现了打鼾现象更要及时采取措施治疗。

08.28 08月28日

运动咽腔治打鼾

目的：防治打鼾、气喘、咳嗽

老年人打鼾容易引一些并发症，今天，我们就给大家介绍一套简单的治疗打鼾的方法——咽腔运动。

1.先是伸舌练习。尽量地把舌头伸出回来再伸出。

2.接下来是干漱口练习。先鼓腮，然后缩回去，循环往复，需连续200次。

3.然后是扫牙龈练习。用舌头快速地扫过牙齿的外侧牙龈，先舔上腭的牙龈，继而快速地由左至右地扫过，再从右至左，来回地扫，做50次；以相同的方法舔下腭牙龈。

4.最后是卷舌练习。用舌头顶着上腭，用力地将舌头向后卷，但不要离开上腭，一次5下。

每个动作都做到咽腔感到酸楚为止。这一运动能使咽腔内的肌肉变得结实、有弹性，呼吸道也会随之变宽，久而久之打鼾声自然就会慢慢消失了。

一月任务
二月任务
三月任务
四月任务
五月任务
六月任务
七月任务
八月任务
九月任务
十月任务
十一月任务
十二月任务

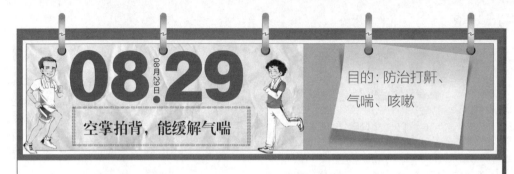

08.29

08月29日

空掌拍背，能缓解气喘

目的：防治打鼾、气喘、咳嗽

每当出现咳嗽、气喘等现象时，人们习惯拍拍背。在这里，我们建议大家用空掌拍背。

1.空掌拍背也称为扣扣，就是将手掌微微弯曲呈碗口的形状然后拍打身体。在呼气和吸气的时候，用空掌频繁地拍打背部或者前胸，力度要轻一些。

2.拍背时，最好是沿着支气管的大致走向，严格按照一定顺序来拍。时间一般说来为3～5分钟。如果咳嗽、气喘较重，痰多但很难咳出时，可稍微增大力道和时间。

空掌拍背有助于支气管壁上的分泌物的松解，使痰液顺利流出，减轻咳嗽、气喘等症状。如果穿得较少，最好用薄毛巾或者其他保护物品垫着拍打，这样可以防止脆弱的皮肤受到伤害。如果有严重的骨硬化或者其他骨病的朋友，不要在胸骨、脊柱、肾脏区等重要器官处拍打。

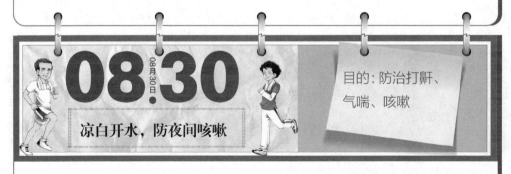

08.30

08月30日

凉白开水，防夜间咳嗽

目的：防治打鼾、气喘、咳嗽

睡觉时，支气管平滑肌收缩，支气管的管腔变形缩小，如再有痰液的刺激，就更容易引起咳嗽了。今天，我们就为你介绍几个小妙招，来预防夜间咳嗽。

1.准备一杯凉白开水，咳嗽时喝一大口，使喉咙舒服以减少咳嗽。如果咳嗽得厉害，可以垫高枕头20厘米左右，身体侧卧，防止黏液的积聚，同时也可以防止胃里刺激性的酸性物

质反流到食管，形成刺激，引起咳嗽。

2.睡前可在舌下含一小片西洋参，含一整夜，起床后吐掉。增加室内空气湿度也很重要，这样有助于减轻喉咙干痛、咳嗽和鼻腔干燥等症状。

夜间久咳不止，会严重地影响睡眠质量。轻者可能会导致白天精神不振，重者还可能引发其他的疾病，所以一定要采取相应措施来防治夜间咳嗽。

明清时期，太极拳法就已经在民间广为流传。我们所练习的太极拳，多是由国家体育运动委员会公布的简化太极拳，动作简单易学，深受人们的喜爱。太极拳中有很多招式，相信很多你都较为熟悉，比如白鹤亮翅、手挥琵琶、左揽雀尾、右揽雀尾、单鞭、云手等。在练习太极拳的时候要求呼吸自然，做到深、匀、静、长；动作要做到和缓流畅；心要平静，用意识来引导动作。

练习太极拳，好处很多，可以增强体质，提高身体功能。练习时，深长和平静的呼吸对于锻炼呼吸系统的功能有很大帮助。中老年朋友在晨练时不妨多打打太极拳，保护好自己的呼吸系统，进而防止各种与呼吸系统有关的疾病。

一月任务
二月任务
三月任务
四月任务
五月任务
六月任务
七月任务
八月任务
九月任务
十月任务
十一月任务
十二月任务

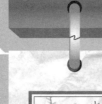

中老年人必知的365个养生法：
大字插图超值版

九月任务

胃肠消化与内分泌系统

很多中老年朋友随着年龄的增长会出现肠胃黏膜萎缩、肠胃蠕动减慢等病症，时间久了还容易导致胃肠道功能紊乱与内分泌失调。本月，我们就以增强肠胃功能、调理内分泌为目的，为大家提供一些确切有效的按摩手法和运动疗法。比如，揉天枢、指压中脘、提肛摩腹等按摩手法，以及脚趾抓物、踩擀面杖等有趣的运动方法，这些方式不仅能增强胃动力，而且还能防治慢性结肠炎等疾病。大家可以根据自己的喜好，将保健按摩与运动治疗合理结合，共铸健康身躯。

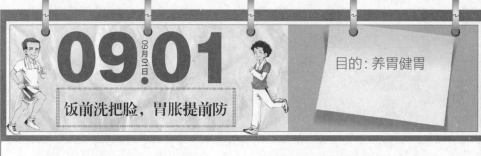

09.01 09月01日

饭前洗把脸，胃胀提前防

目的：养胃健胃

晨练后人体正处在疲劳状态，立即吃早饭会使疲惫之气残留在体内。今天我们就为你推荐一个解决的小方法——饭前洗脸。

1.晨练回家，先静心休息10分钟左右，然后用凉水洗脸，水也不要太凉。

2.洗脸的时候要注意手法：先将面部、颈部拍湿，然后双手五指分别并拢，由下至上轻轻揉搓面部5次，再顺势前后揉搓颈部，这个动作同样重复5次，接着用中指轻轻揉按太阳穴10次，最后再用凉水拍打面、颈部各3次，擦干即可。

用凉水轻拍、揉搓面部、颈部可以使刺激头部血液循环，让大脑焕发精神；而按揉太阳穴能够缓解神经疲劳，清除体内的疲惫之气。这个方法还适合午餐、晚餐前，洗把脸，可以提前预防腹胀。

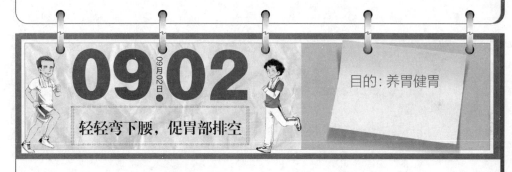

09.02 09月02日

轻轻弯下腰，促胃部排空

目的：养胃健胃

当食物长期聚集在胃里，就会出现胀气，解决不善，还会引发胃下垂、慢性胃炎。现在，推荐解决这个问题的小方法——养胃锻炼法。

养胃锻炼法就是在饭后弯腰，连续弯3次。弯腰时，要达到90°。在连续做一弯一起动作的时候，不要过快，每次弯下时都要保持1～2分钟的时间。需要注意的是，必须在饭后半小时之后再进行。这样坚持大约半个月，胃肠疾病会有明显的缓解，胃胀问题会逐渐消失。

胃部在前倾的过程中，胃内的食物会顺势进入胃窦，这样就会促进排空，从而使消化系统加速工作，解决胃肠问题。但需要注意是，如果你患有反流性食管炎、胃食管反流，以及高血压的话就不太适合使用这种方法，否则会加重病情。

一月任务
二月任务
三月任务
四月任务
五月任务
六月任务
七月任务
八月任务
九月任务
十月任务
十一月任务
十二月任务

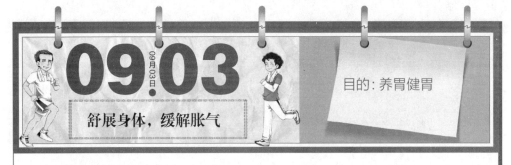

09.03 09月03日

目的：养胃健胃

舒展身体，缓解胀气

很多中老年朋友饭后容易出现胃胀的现象，还因为胃胀而影响到睡眠。今天，推荐"舒展身体"的方法，让胃里的气体排出体外。

1.在临睡前，平躺于床上，放松身体，深吸一口气，同时右腿屈膝，大腿尽量向腹部靠拢，不要太用力，以个人舒适为度。

2.然后慢慢吐气，同时将右腿慢慢恢复原状。做完之后换左腿，方法同上，吸气时向腹部屈腿，吐气时恢复原状。左、右腿交替进行，各做10次。

深吸、慢吐气可以调节体内气体的运动状态，屈膝能够从外部施力，使体内多余的气体排出，内外兼施，让胃部恢复舒适。但是不要在饭后立即做，另外呼气、肢体动作都要缓，以免引起腹痛、肌肉拉伤。

09.04 09月04日

目的：养胃健胃

负重抬腿，消除腹胀

中老年朋友由于肠胃功能比较差，很容易出现腹胀问题。今天我们就推荐一种解决方法——负重抬腿。

首先平躺在床上，身体放松，将双腿伸直慢慢抬起，保持5秒钟，让家人在脚踝处添加物品。不要太重，例如先放一本书，保5秒后再放一本，继续保持5秒，再加一本。如果感觉累了，就将书一本一本撤下，恢复平躺的姿势，放松半分钟后重复此动作。每天临睡前连续做10次即可。

胃胀气会损坏内脏的活力，阻碍血液循环，使身体出现酸痛感。这个方法不仅可以加强肠胃功能、消除体内的胀气，还可以锻炼腹肌，减少脂肪堆积。

09.05 09月05日

指压中脘，胃痛消散

目的：养胃健胃

对中老年朋友来说，肠胃稍有不适就会引发一系列病痛。那么，有没有什么比较简便的方法来缓解胃痛呢？今天，就向你介绍一个缓解胃痛的按摩方法——指压中脘。

中脘位于胸骨下方与肚脐连线的中央部位，肚脐上方大约一掌处。平躺在床上，放松身体，深吸一口气，然后慢慢吐出，同时并拢中指、无名指（或者食指、中指），按压中脘，力度以个人舒适为度，停留6～7秒后放开。重复10次，你就会感觉到胃痛有所缓和。

当然，这个方法对普通的胃痛，有明显功效，如果是由于体内炎症或其他重大疾病引起的胃痛，那就需要你及时去医院就诊，不过此方法可以用来暂缓疼痛。

09.06 09月06日

巧咽唾液，胃部能保养

目的：养胃健胃

在我国传统医学中，唾液有"金津玉液"的美名，如此高的赞誉足以显示出唾液的"超强本领"。今天，我们就教大家如何用唾液来养胃。

1.中老年朋友在吃东西时一定要细嚼慢咽，这样有利于唾液中的消化酶分解食物，减轻肠胃负担。嚼东西时，左右各嚼几次，让唾液和食物均匀混合，有助于消化。

2.吃完东西后，我们可以用舌尖抵住上牙龈，当口水慢慢溢出一口的量时，迅速咽下，连续咽5～6次；也可以让舌头在口腔中做搅拌运动以促进唾液分泌。

唾液中除了含有消化酶外，还含有溶菌酶、硫氰离子等抗菌成分，不仅能消灭肠胃中的细菌，还可以中和胃酸，有效保护肠胃。该方法需要长期坚持才能见效，吃完东西顺便就做了，十分方便。

一月任务
二月任务
三月任务
四月任务
五月任务
六月任务
七月任务
八月任务
九月任务
十月任务
十一月任务
十二月任务

09.07 09月07日

踩擀面杖，胃部更健康

目的：养胃健胃

今天我们为大家推荐一种轻松养胃的方法——踩擀面杖。

1.准备一盆热水，水温不要太高，把双脚完全浸泡在水中，当暖流传遍全身时，将两脚互相搓一搓，每只脚各10次；然后用手轻轻揉捏脚底，大概2～3分钟即可。

2.接下来，取一根干净的擀面杖（粗细皆可）放在地上，把双脚擦干后踩在擀面杖上前后滚动，速度不要太快，以免擀面杖滚出脚底，力度以自己可以承受为佳。每天晚上做20分钟即可，期间可以休息2～3分钟。

足部聚集着脾、胃、结肠、小肠、胰腺等消化系统的反射区，擀面杖在足底滚来滚去可刺激这些穴位，促进消化液的分泌，达到健胃消食的目的。

09.08 09月08日

揉揉天枢，肠胃舒服

目的：调理肠胃功能

随着年纪的增长，肠胃功能逐渐退化，稍有不慎，很容易出现恶心呕吐、腹泻的症状。今天，我们就用"按摩天枢"的方法来缓解不适。

天枢位于肚脐两边，大概离肚脐三指宽处。我们可以自己按摩，也可请家人帮忙。平躺在床上，放松身体，分别将左右手中间的三指并拢，同时按在天枢上，一边均匀呼吸，一边轻揉压，按摩5～6分钟即可感觉反胃感减小，长期坚持下去，腹泻也可以得到有效控制。

在按摩过程中要注意，一般来说稍微感到一点力度即可，要以个人舒适为度。如果是腹泻，先到卫生间进行排便后再进行按摩。这个方法不仅可以治疗呕吐、腹泻，还可以防治便秘。

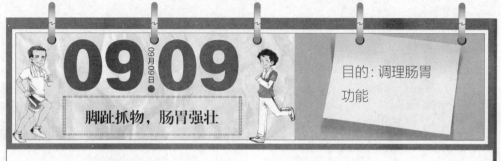

09.09
09月09日

脚趾抓物，肠胃强壮

目的：调理肠胃功能

夏季，很多中老年朋友容易出现消化不良、腹胀等胃肠问题。今天，就为你推荐这个"脚趾抓物"的方法。

1.在脚可以够到的范围内摆一些小东西或者软东西，如瓶盖、线团、纸巾、袜子等。准备好这些东西后，我们就可以开始"抓物"了。

2.先活动脚趾，抓取近处的东西，当掌握抓取技巧后再进一步抓取远处的物品。在抓取东西时臀部不要离开所坐的位置，也不要请手来"帮忙"，否则就达不到锻炼目的。每次抓物的时间不用太长，一次5分钟即可，每天可以不间断做2～3次。

脚上聚集着很多肠胃反射区，用脚抓物一方面可以刺激这些反射区，从而促进消化，另一方面在伸腿够物的时候还能牵引腹部肌肉，辅助肠胃运动。一内一外、里应外合，坚持做下去就可以加强胃肠功能。

09.10
09月10日

摩腹散步，肠胃舒坦

目的：调理肠胃功能

今天，我们为大家介绍一种立竿见影的散步法"摩腹散步"，它会让你的肠胃更加健康。

散步时将两只手反复搓10～20次，当手掌开始发热时，将双手放在肚脐右下方，做顺时针按摩，连续做10圈，然后将双手移至肚脐右侧，同样做10圈顺时针按摩，继而是肚脐上方、肚脐左侧、肚脐左下方，即按照从右到左的顺序来安排按摩。按摩的力度以个人舒适为佳，最好在晚饭1小时后进行。

之所以围绕肚脐来按摩，是因为肠道分布在其周围。散步是一种全身运动的方法，按摩则针对局部，"摩腹散步"可以说是在"全动"的基础上加强"局部动作"，进一步促进肠胃消化。

一月任务
二月任务
三月任务
四月任务
五月任务
六月任务
七月任务
八月任务
九月任务
十月任务
十一月任务
十二月任务

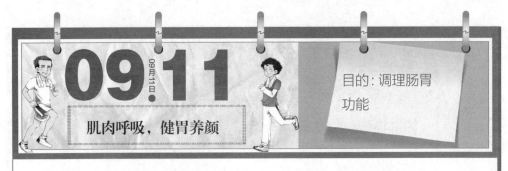

随着年龄的增长，胃肠不适、便秘等逐渐成为困扰中老年朋友的棘手之事。今天，我们为你推荐"肌肉呼吸"法来改善消化系统。

1.双脚分开，与肩同宽，向前弯腰，同时双臂伸展放在膝盖上。

2.深呼吸，慢慢吐气，吐气时收腹，这时腹部的肌肉呈凹陷状，并且有紧绷感，将这一姿势保持10～20秒，最后慢慢将肺部的气吐完，同时放松肌肉。

3.需要注意的是，在收腹时不要太用力，以免力度过大反而损伤肠胃或者腹部肌肉，以个人舒适为度。

这个方法的独特之处就是通过呼吸使腹部肌肉收缩，刺激肠胃蠕动。长期坚持，还可以锻炼腹部肌肉的柔韧性与拉力。

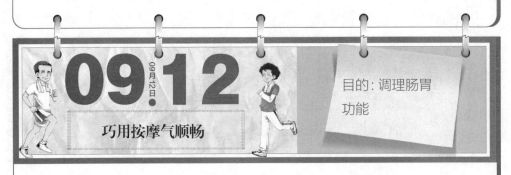

打嗝在医学上称为"呃逆"，通常是因为受到寒冷刺激、进食干硬的食物、进食过快，以及吃饭较饱而造成的暂时性胃气上逆。如果长期有打嗝现象，就要引起注意了。现在，我们就介绍一种能快速止嗝的方法。

首先，找到少商穴，在大拇指指甲的根部桡侧面上，距离指甲的边缘大约有0.6厘米，按摩时，手指一定要用力，要达到有酸痛感为宜，坚持半分钟到1分钟即可，两只手交替进行按压。

指压少商，可以使中焦气机在一定程度上得到传输，气顺了，打嗝自然会停止。用按摩治疗打嗝非常简单，而且不需要针药辅助，没有痛苦，有着立竿见影的效果，做起来非常简单。

09.13
09月13日

喝水也能治打嗝

目的：调理肠胃功能

一月任务

二月任务

三月任务

四月任务

五月任务

六月任务

七月任务

八月任务

九月任务

十月任务

十一月任务

十二月任务

水的妙处很多，不用吃药打针，用对方法，水就可以止住打嗝，很神奇吧！跟随我看看究竟是用什么方法吧！

首先，准备一个纸杯，装满水，放在桌面上。随后用两个食指分别插入左右两个耳内。弯下腰来，用两只手的大拇指和小拇指将杯子夹起来。关键的步骤到了，这个时候一定要憋住气，将水一口气喝下。喝下之后几分钟之内，你就会发现，打嗝现象戛然而止了。

为什么一定要屏气喝水呢？因为当人突然屏气的时候，气道内的二氧化碳浓度会忽然增高，这样在一定程度上就会干扰打嗝的神经反射活动。需要特别注意的一点是，心肺不好的朋友，慎用此方法。

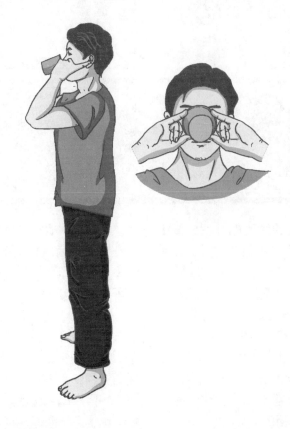

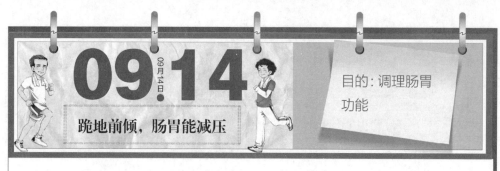

09.14 09月14日

跪地前倾，肠胃能减压

目的：调理肠胃功能

今天，我们给大家介绍一种肠胃保健方法——跪地前倾。

1.双腿并拢跪在地毯（或床）上，这时上半身保持直立状态，双臂放在身体两侧、自然下垂，而膝盖、小腿、脚趾都要完全贴在地毯上。

2.然后臀部慢慢向下坐，将所有重量放在脚踝上，这时上身依旧笔直，双手自然地放在大腿上。

3.保持上述姿势30秒后，双臂向正前方伸展，上半身慢慢前倾，直到无法继续前倾为止，再慢慢恢复上半身直立状态，放松一下继续重复，5次即可。

身体前倾时，腹部就会受到挤压，从而将腹中的废气驱散，连续做几次就会消除胀气的感觉。这一方法对腹胀、腹泻、胃痉挛等肠胃综合征的辅助治疗非常有效。

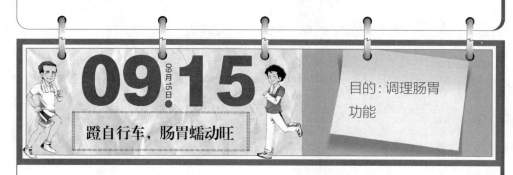

09.15 09月15日

蹬自行车，肠胃蠕动旺

目的：调理肠胃功能

我们要推荐给大家的并不是真正的自行车，而是"空气自行车"。让我们一起来看看怎样一个"蹬"法吧！

1.首先要平躺在床上，全身放松，这时上身保持不动，缓缓抬起双腿，开始在空中做蹬自行车的动作。

2.起初，速度不要太快，当掌握好节奏后再逐渐加速，同时注意，双腿的屈伸范围尽可能得大，这样能够更好地达到锻炼目的。

3.每次"蹬车"时间保持在30秒左右，然后放松一下继续做，连续做5～6次即可。这是一项长期运动，不可半途而废。

平时我们骑真正的自行车时，大部分是腿脚用力，而这种假想的"蹬车"方式更多的是腹部在施力，这就使得肠胃进入紧张状态，相当于做了一次肠胃按摩，达到促进消化的目的，腿部也得到了锻炼。

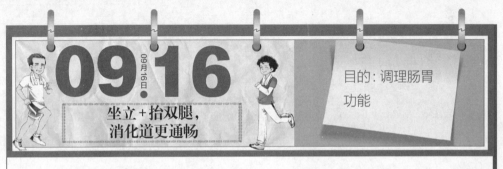

今天，我们尝试一种"坐一坐"就能促消化的方法。

1.坐在椅子上，上身保持直立，双手扶在扶手上，保持小腿与大腿呈90°，双脚自然地放在地上。

2.然后慢慢抬起双腿，刚抬起来时，膝盖是弯曲的，双脚与椅坐面呈水平，保持10秒。

3.接下来继续抬高双腿，当双腿完全伸直的时候，保持10秒。

4.最后将双腿缓慢放下，恢复最初的触地状态，休息半分钟左右后继续做，重复10次，早晚各做1遍。

在做的过程中需要注意，无论是屈膝抬腿，还是水平抬腿，上身尽量保持直立，这样腰腹才能真正施力。当腹部肌肉紧绷时，肠道会受到刺激，加速蠕动，同时分泌消化液，有利于食物分解。

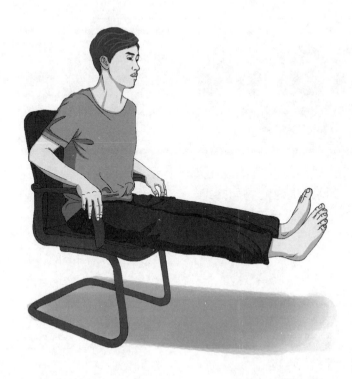

一月任务
二月任务
三月任务
四月任务
五月任务
六月任务
七月任务
八月任务
九月任务
十月任务
十一月任务
十二月任务

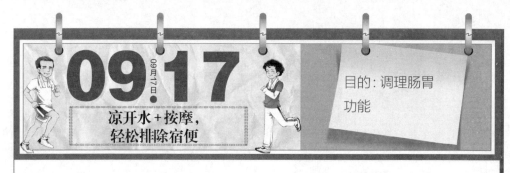

09.17 09月17日

凉开水＋按摩，
轻松排除宿便

目的：调理肠胃功能

人们常说："一天不大便，等于抽三包烟。"这是何其严重的一种身体危害啊！今天，我们就为你介绍一种排除宿便的方法。

1.早上起床后，先将小便排空，然后准备一杯凉白开水（400毫升）。先不急着喝，而是调整一下站姿。双脚分开与肩同宽站立，放松身体，接着将凉白开水一口气喝下。

2.然后，将左手叠在右手上，两手齐用力从右腹开始顺时针按摩，围绕肚脐一点点向左腹转圈，按摩40下即可。这样宿便就比较容易排出。

凉白开水起的是"润滑剂"的作用，按摩则可以让水分更好地润滑肠壁，并融入废弃物中，使废弃物尽早离开肠道。所以不要忽略了按摩的步骤，否则起不到很好的效果。

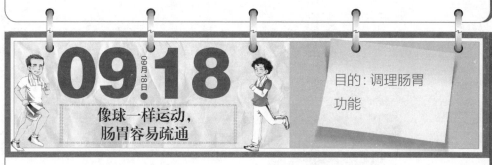

09.18 09月18日

像球一样运动，
肠胃容易疏通

目的：调理肠胃功能

今天，我们为大家推荐的运动与蜷缩有关，不是睡觉时的侧面蜷缩，而是正面蜷缩——像球一样运动。

1.首先，平躺在床上，两手自然放在身体两侧，这时慢慢抬起双腿，高度以个人能力来定，保持5秒。

2.然后屈膝，用手抱住腿，使大腿贴近腹部，保持10秒。

3.接着上身缓缓抬起，让自己整体呈圆弧状，保持10秒。

4.最后，前后晃动身体，像球一样运动，再保持10秒。这套动作要循序渐进，做完后恢复平躺，放松后继续做，反复10次。

在抬腿时腹部肌肉会收缩，肠胃会有紧张感；屈膝时，肠胃会由紧绷到收拢；上身抬起时，身体的牵引力集中到腹部，腹肌再次收缩；在前后滚动的过程中腹肌则一直处于紧张状态。这样，肠胃在外界的压力下就能加快消化。

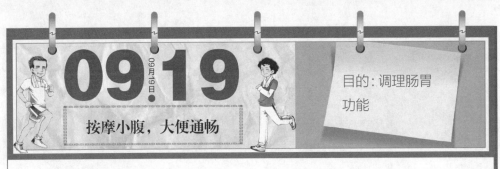

09.19 09月19日

按摩小腹，大便通畅

目的：调理肠胃功能

按摩治疗便秘是被广大中老年朋友所接受的方法，今天我们就为你介绍一种有效的按摩法。

1.首先，平躺于床上，弯起双腿，放松腹肌，然后将一个手掌放在肚脐上方，将食指、中指、无名指和小拇指并拢，并用这四指指腹沿结肠走向，即顺时针方向按摩。

2.按摩到左下腹时，适当加大压力，以不感到疼痛为度，压时呼气，放松时吸气。早晚各按摩1次，每次按摩10分钟。按摩前先要排净小便，饱饥适度。

按摩在一定程度上可以起到平衡阴阳、调和气血、促进消化等功效。通过按摩，可以促进胃肠的蠕动，也就可以提高肠胃的吸收能力，从而使消化系统保持协调平衡，这样，便秘就可轻松应对了。

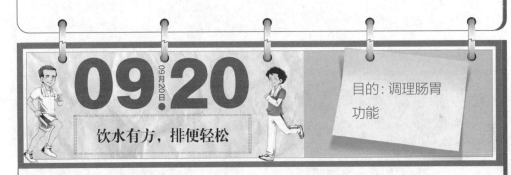

09.20 09月20日

饮水有方，排便轻松

目的：调理肠胃功能

便秘不算病，却也给生活带来不少麻烦。你知道喝水也可以治便秘吗？要知道这个"喝水"也是有讲究的。

首先，便秘的人一定要多喝水，并且还要大口地喝，最好是含满口，再一次性咽下，这样才能有效。此外，早晨喝水效果最佳。经过一晚上腹内的吸收与消化，很多代谢物就会存积在体内。所以，如果是在早上空腹喝下300毫升的白开水或是淡盐水，能更好地清理肠胃，给一天带来好心情。

便秘是指粪便在大肠内停留过久，所含的水分被大量地吸收，造成大便干结难以排出。要想排便通畅，就要使肠腔内有充足的能使大便软化的水分。因此就一定要大量地喝水，并且要快速地喝，只有这样，水分才会迅速到达结肠处，同时刺激肠蠕动，从而改善便秘。

09.21 09月21日

控制体重，肠胃减压

目的：调理肠胃功能

人到中年，身体很容易发福，与此同时老年病也会跟着来。鉴于这种情况，今天我们就向你介绍一种简单易学的减肥操。

1.首先，身体要平躺于床上，双手放在头后，两脚向上抬起，离开床面大约30厘米的距离。

2.这步做好之后，再慢慢地将左边的肩胛提起，并且在同一时间内收缩腹部的肌肉。重复此动作2次，再提右肩胛做同样的动作。左右两侧各做10次。

别看这个动作简单，对减掉腹部赘肉却有一定的帮助。需要注意的一点是，做运动之前一定要先做好热身，比如说摆头、搓手、转动手腕脚腕等。在做这一系列动作的时候，一定要注意动作轻柔，不能过猛，也不要在做操前进食过饱。但是，可以多喝些水，避免出现脱水现象。

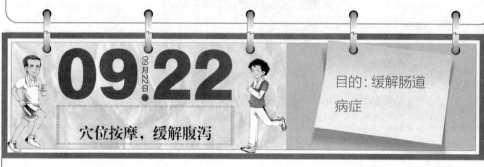

09.22 09月22日

穴位按摩，缓解腹泻

目的：缓解肠道病症

随着器官的衰退，各种恼人的疾病接踵而至，腹泻就是其一。腹泻容易引起多种并发症。今天，我们为你介绍一种治疗腹泻的按摩方法。

1.首先要找穴位，治疗腹泻所要找的穴位是下痢。下痢位于足背上，脚拇趾与第2趾中间向里2厘米的位置，它是治疗腹泻的特效穴位。

2.找准穴位之后，要用食指或是中指的指端对其进行用力按压，这样腹泻带来的不适感就会很快消失。经常对此穴进行刺激，可以有效减轻腹泻的症状。

一般腹泻是因为消化功能不良所引发的，所以就必须提高肠胃的消化及吸收能力。下痢与胃肠消化能力紧密相连，恰当地给以按摩，腹泻症状会得到缓解。

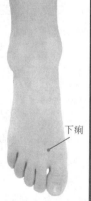

下痢

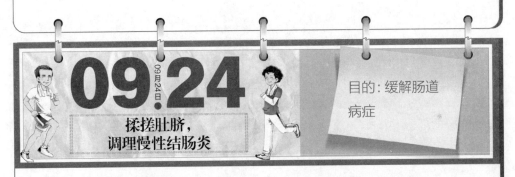

09.23

09月23日

提肛摩腹，缓解慢性肠炎

目的：缓解肠道病症

今天，我们来给大家介绍一种有助治疗慢性肠炎的运动按摩法——提肛摩腹法。这种方法通过对肛部肌肉的上提运动以及对腹部的按摩来达到缓解慢性肠炎的功效。

1.平躺在床上，放松身体，两手自然地放在身体的两侧，先做深呼吸，然后做提肛运动，吸气时向上提，呼气时向下放，这样一提一放为1次，共做30次。

2.再摩腹，摩腹时将右手放在肚脐上，左手覆盖在右手上，分别按顺时针方向和逆时针方向揉擦腹部，从肚脐一圈一圈扩大按摩到整个腹部，两个方向各做100圈。按摩完毕后，做3次深呼吸，再闭目养神3分钟即可。

需要注意的是，在按摩腹部前，先要将小便排净，以免运动中断，影响效果；另外不要在过饱或过饥的情况下做此运动。

09.24

09月24日

揉搓肚脐，调理慢性结肠炎

目的：缓解肠道病症

最近你有没有腹泻、便秘或感到腹部左下方疼痛难忍，而且这些症状还反复发生？这些症状有可能是慢性结肠炎在作怪。今天，我们就教你一种按摩方法，来调理慢性结肠炎。

1.首先将一只手的掌心贴在肚脐上，按照顺时针的方向揉搓10次，揉完10圈后再反向揉搓10圈，如果感到手心变热了，就可以换另一只手。

2.另外，也可以两只手掌叠在一起做。做的时候呼吸要平和、心神要安宁，这样不仅可以对肠胃起到保健作用，而且还可以提高睡眠的质量。

这种按摩方法可以促进内脏的运转，使多处穴位得到刺激，需要每天坚持做才能收到良好效果。平时还要保持心情舒畅，注意饮食健康。通过这些合理的方式一起来调理，就能让你的肠胃越来越健康。

一月任务
二月任务
三月任务
四月任务
五月任务
六月任务
七月任务
八月任务
九月任务
十月任务
十一月任务
十二月任务

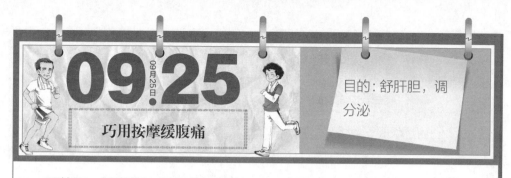

09.25

09月25日

巧用按摩缓腹痛

目的：舒肝胆，调分泌

胆结石一旦发作，会伴有不同程度的腹痛。今天，我们就给大家介绍一种缓解腹痛的按摩方法。

平躺在床上或坐在椅子上，用右手紧贴于右上腹，通过前臂和腕关节的带动，手掌按顺时针方向连续而有节奏地按揉上腹部，用力适度均匀，速度控制在每分钟80～100次，连续按揉15分钟，能有效缓解腹痛。

结石进入胆囊管造成胆囊肌收缩痉挛就会引起腹痛。通过腹部按摩，可以促进胆囊的运动，使进入胆囊管的结石退回到胆囊中，从而使腹痛得以缓解。所以，一旦腹痛来袭时，你可以尝试一下这个按摩方法。当然这只是解燃眉之急的一种方法，患胆结石是一定要去医院就诊的。

09.26

09月26日

绿茶花茶，常饮能护肝

目的：舒肝胆，调分泌

甲肝的传播途径很广，老年人体质差，更容易遭受甲肝病毒的侵扰。今天，我们给大家推荐喝茶清肝的方法。

1.想要预防肝病，绿茶花茶是不可多得的法宝。你可在早晨饭后泡一杯浓茶饮用，在护肝的同时有清爽提神的效果；此后可陆续加水冲服，至下午之际饮用白水状态的淡茶，这样可避免失眠和多尿的现象。

2.一定注意饭前1小时内不要喝，以免影响肠胃的消化功能；空腹最好少喝，而且宜喝淡茶；每天的喝茶总量保持在1000～1500毫升。

研究表明，常喝绿茶有活血化瘀之效，对患有慢性肝炎的朋友来说，更有养肝护肝的作用。另外，常喝桂枣红花茶、枸杞茶和菊花茶等，可有效养护肝肾，同时健脾明目。

09.27
09/27日

推擦按摩，缓解肝硬化

目的：舒肝胆，调分泌

肝脏是消化系统中重要的器官，对人体的代谢和排毒起着很大的作用。今天我们讲的是防治肝硬化的按摩方法。

抬起右手，弯曲肘关节，然后将手掌上提放到右腋下，用掌根部从上而下有规律地推擦，需要注意的是，力度一定要从轻到重，保持平稳，而速度主要以均匀而缓慢为准。按照这样的方法反复推擦10次左右。

人过了60岁以后，肝细胞的数量就会大大地减少。而到了85岁的时候，人体内的肝细胞就减到了40岁时的1/2。肝脏明显出现重量降低甚至硬化的现象。所以，保养肝部刻不容缓。上面所介绍的上下推擦的方法，可以疏肝理气、散结消肿。这个方法虽然看起来简单，但是对肝脏的保护作用是潜移默化的。

09.28
09/28日

两种按摩法，肝脏更健康

目的：舒肝胆，调分泌

随着年龄的增长，中老年人的肝脏代谢功能已经大不如年轻时了。今天，我们就给你介绍一种宽胸顺气按摩法。

1.平躺在床上，两手手指略分开，成梳子状，由胸部中央逐渐向两肋方向梳理。梳理时，两手对称，用力要平缓。此按摩法，可起到疏经通络、缓解胸胁郁闷等作用。按摩时，尽量不要用力搓擦，以免损伤到皮肤。女性不宜用此手法。

2.对于酒精性肝硬化患者，可以用两手从上到下抹动胸部，注意力度，开始时要轻，中间过程中可稍微加重，到最后结束时用力又变轻，按摩30次即可。通过这种按摩可以起到清心宁神、通畅血脉的作用。

这些都是简单易做的方法，长期坚持就能收到良好功效。

一月任务
二月任务
三月任务
四月任务
五月任务
六月任务
七月任务
八月任务
九月任务
十月任务
十一月任务
十二月任务

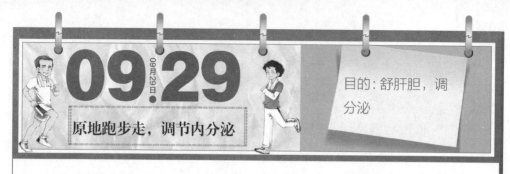

09.29 09月29日

原地跑步走，调节内分泌

目的：舒肝胆，调分泌

如果经常锻炼身体，中老年朋友也可以拥有健康的消化和内分泌系统。今天，我们就为你提供一种锻炼方法——原地跑步走。

1.首先原地踏步走，刚开始保持正常速度，然后慢慢加速为快速踏步并保持3分钟。再变换为原地慢跑，速度同样由慢到快。还可以大腿抬高跑。

2.给自己制定一个计划，比如1分钟跑多少步、每次增加多少步等。

每次训练15分钟左右即可，中间可以休息2～3分钟。切忌急于求成，以免造成肌肉拉伤。

跑步是一种全身性运动，而原地跑步则更加集中锻炼下半身，因为在原地掌控速度，对腰腹能力要求更高。当腹部肌肉收缩时能加速肠胃运动，有助于消化。此外，它可以促进体内血液循环，为内脏提供充足的动力，充分调动内分泌系统发生作用。

09.30 09月30日

练习八卦掌，肠胃更健康

目的：舒肝胆，调分泌

今天，我们给肠胃不好的朋友推荐一种十分有效的训练方法——八卦掌。

在动作开始前，先将右脚撤后一大步，同时右手手臂前伸，并向上挑掌，左手手臂向后伸展，放在身体后面。接着使身体重心后移，左脚回收到身前，使小腿与地面垂直，大腿朝前，斜向下，抬起小腿，使左脚脚尖虚点地面，形成高虚步。同时右臂从

前向后、从上向下在身体侧面划出一个圆形挑掌，最后使手掌停在与肩同高的位置，保持五指向上；左手手臂也是做一个方向相同的环绕，在身后与肩平齐的部位停止，保持五指上挑，这样动作就完成了。

八卦掌可以带动身体内部器官的活动，能够刺激膈肌的运动，从而对腹腔中的器官起到按摩作用，使肠胃、肝脏、胰腺等得到放松。

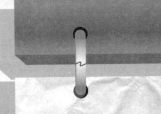

中老年人必知的365个养生法：
大字插图超值版

十月任务

泌尿与生殖系统

　　随着年龄的不断增加，很多中老年朋友的身体会出现一系列不适症状。尤其是随着身体器官的衰老及退化，泌尿与生殖系统也会出现越来越多的问题。那么，本月我们就以"保护泌尿系统、防治生殖系统疾病"为重点，向大家介绍一些切实可行的按摩疗法与运动疗法。其中通过睾丸按摩、健肾气功、莲花坐、肚皮舞、骨盆运动、起坐运动等简单方法，可以使你的身体强壮起来。相信只要持之以恒，就一定会有很大的收获。

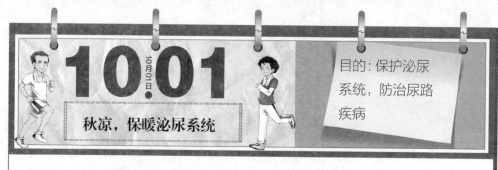

10.01 10月01日

秋凉，保暖泌尿系统

目的：保护泌尿系统，防治尿路疾病

秋季天气转凉，我们要做好泌尿系统的"保暖"工作。今天要讲的是，秋季保护泌尿系统需要注意的地方。

1.要注意适时增减衣物，避免出现因天气忽冷忽热而导致身体免疫力下降的情况。

2.休息、饮食要有规律，睡眠要充足，食物要合理搭配，以清淡为主，多吃一些蔬菜水果，补充维生素。秋季相对夏季来说比较干燥，多喝水可以加强尿液的冲刷作用。

3.加强运动，保持愉快的情绪。注意个人卫生，要坚持每天晚上清洗阴部，坚持每天换洗内裤，且内衣裤最好是棉质的，这样可以保持干爽。

如果患上泌尿系统疾病，要积极配合医生的治疗，并多注意饮食、睡眠、卫生、运动等几方面，多种途径结合起来，问题就会化解。

10.02 10月02日

饮水，带走尿路病菌

目的：保护泌尿系统，防治尿路疾病

喝水的好处非常多，今天，我们要说的是通过多喝水来预防尿路感染。

在秋冬季节，天气干燥，多喝水很必要。尿液能够冲刷尿道和膀胱，排出细菌。每天大量饮水，及时排尿，能很好地避免细菌在尿道内的繁殖，进而可以预防尿路感染。特别建议女性朋友每天至少饮水2000毫升。喝茶水或用淡竹叶冲泡的水对泌尿系统的感染有更好的预防作用。此外，橙汁、柠檬水等富含的维生素C对预防尿路感染也有益处。

需要注意的是，喝水并不是越多越好，要在身体能承受的范围内。喝太多的水，有可能会引起身体某些部位出现水肿，比如说眼睛周围。所以说要多饮水，但得适量。

目的：保护泌尿系统，防治尿路疾病

跳肚皮舞，防尿路感染

肚皮舞能增强身体协调能力，使体形变得更好。今天，我们还要告诉你肚皮舞另一个功效——预防泌尿系统感染。

练习肚皮舞，通过胯和腹肌的运动，可以起到按摩腹腔的作用，进而促进盆腔内的血液循环，调节内分泌系统。可去健身房向专门的老师学习肚皮舞，刚开始的时候，学一些简单的动作就可以了，经常练习，就会收到很好的效果。

练习肚皮舞对中老年来说，既健身又能愉悦心情。如果是男性中老年朋友，可以练习一下拉丁舞，以增强肌肉的柔韧性，加强心肺功能，预防泌尿系统感染。当然，学习舞蹈时，要注意动作的幅度不要太大，节奏也可以放慢，根据自己的身体状况而定。

目的：保护泌尿系统，防治尿路疾病

穴位按摩，轻松防尿频

许多中老年朋友面临尿频的困扰，有什么方法能解决？今天，我们就为你推荐一种防治尿频的简单按摩法。

1.晚上睡觉前，仰卧在床上，两腿伸直，全身放松。找到肚脐下面3寸的关元和中极（中极在关元再向下1寸），做之前闭上眼睛深呼吸5分钟。

2.将两个手掌摩擦搓热，接下来并拢两手的中指和食指，用右手的中指、食指按在关元上，用左手的中指、食指按在中极上，先沿顺时针的方向揉按100次，再沿逆时针方向揉按100次。力度以按摩部位舒服为宜。每晚1次，坚持1个月左右就会收到很好的效果。

药物治疗尿频并不轻松，效果有时也不明显。而用按摩的方法，配合药物治疗，坚持去做，一定会获得很好的结果。

一月任务
二月任务
三月任务
四月任务
五月任务
六月任务
七月任务
八月任务
九月任务
十月任务
十一月任务
十二月任务

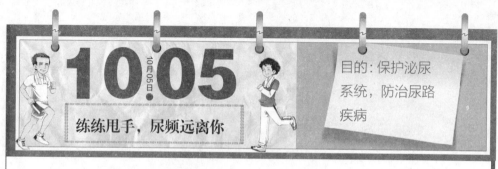

中医认为"气血乃一身之本"，尿频多是因为脾虚气弱、血行瘀滞等情况所致，为了缓解尿频等，请你试一试下面这种疏通阻滞的小运动吧！

1.将头摆正，身体直立，两手自然下垂，两脚分开与肩同宽，两眼平视前方，自然地呼吸。

2.接下来，两只手同时向前、向后甩动，身体也随着前后自然地摆动。

手在向后甩的时候，脚趾拇指用力抓地，力量要从腰际发出来，然后作用于手，再落到脚跟，人的重心要跟随全身的摆动在前后来回移动。

这种方法集甩手、摇身于一体，可以很好地调动手脚的经脉，促进气血在体内良好地运行，达到活气血、通脉络、强五脏、壮筋骨等目的，对缓解尿频有很好的作用。

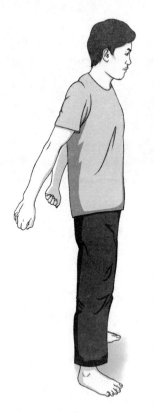
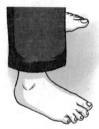

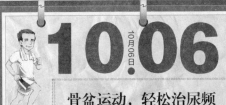

10.06
10月06日

骨盆运动，轻松治尿频

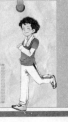

目的：保护泌尿系统，防治尿路疾病

谈及尿频，许多中老年朋友都十分烦恼。今天，我们介绍的是一种可以防治尿频的运动——骨盆运动。

首先仰卧在床上，然后将自己的双膝尽可能地贴近自己的胸部，深呼吸的同时将肛门上提即可。正确的骨盆运动可以感觉到阴部肌肉在不断收缩，如果各位中老年朋友在尝试后有此感觉，就证明你的做法是对的。注意：在每日睡前和起床前各做4次骨盆运动最为适合，每次至少要坚持3分钟。

这一项骨盆运动不仅适合男性朋友，对中老年女性朋友疗效亦佳。此外，要尽量养成良好的排尿习惯，同时注意饮食卫生，这样才能更全面地预防泌尿系统感染，确保身体健康。

10.07
10月07日

热敷小腹，随时治尿频

目的：保护泌尿系统，防治尿路疾病

随着天气转凉，夜半起床如厕寒冷难耐，更让人痛苦。所以一旦出现尿频，需要及时就医。与此同时，可以在饮食、运动等方面多加注意。今天，介绍一种方法用于辅助治疗尿频。

准备一个热水袋，里面装入大约2/3的热水，热水水温以人能承受为限度。将热水袋敷在小腹部位即可。

等到热水袋变凉时，就可以拿下。这个简单的热敷法不仅可以在家里用，出门在外也不难。

这种方法简单实用，效果明显。长期坚持，不仅能大大减少起床小解的次数，还能有效地改善失眠，保证你精力充沛、身体健康。

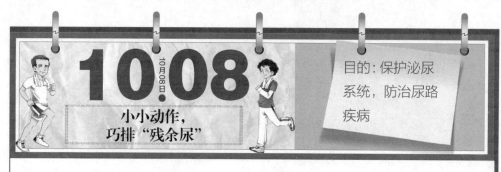

不知你是否有过这样的体会：每次小便时总感觉无法排尽，让人烦恼不已。今天，我们就给你介绍两种排尽尿液的简单方法。

1.小便结束之后，你可以用手挤压生殖器与肛门之间的会阴部位，这样可以很好地排出残留的尿液。

2.还可以经常练习提肛运动，提肛运动就是一松一紧地收缩肛门。收缩肛门时，注意力要集中，慢慢吸气，腹部收缩，肛门收缩时间以2～3分钟为宜。然后，身体自然放松，保持自然状态数秒，再重复上述练习3～5分钟，每天一般2～3次即可。

提肛运动可增强会阴及尿道的肌肉收缩，压迫尿液使其排出，如果经常有尿残留的现象可多多练习。此外，提肛运动还可以缓解前列腺充血和炎症、防治痔疮等。

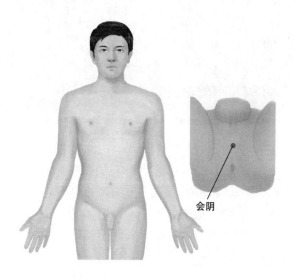

会阴

10.09

10月09日

轻跺脚尖，排尿变顺利

目的：保护泌尿系统，防治尿路疾病

跺脚尖除了可以活动头脑、锻炼四肢，还有补肾利尿的功效。尤其适用于患有慢性前列腺炎或前列腺肥大的中老年男性朋友。

1.小便后不同程度的打颤现象是人体表面毛孔或体内毛细血管松弛所产生的反应。对老年人来说，这种感觉很不舒服甚至难以忍受。在小便的时候跺起脚尖，可以让毛孔收缩，缓解打颤现象。

2.除此之外，小便时抬起脚跟，用脚尖支撑身体，以类似伸懒腰的姿势进行排尿，还可以起到强肾利尿之功效，同时也能防治前列腺肥大以及排尿时的"远射"效果。

如果女性朋友也有尿频现象，那么在小便时，不妨将第1脚趾和第2脚趾用力着地，然后跺一跺，抖一抖。如果1天之内可以做5～7次跺脚运动，坚持半年，能起到很好的健身作用。

10.10

10月10日

不管有无尿意，每小时排尿一次

目的：保护泌尿系统，防治尿路疾病

通常人们都是在有了尿意之后，才去排尿，但现在有研究指出，如果你不想患上膀胱癌的话，最好每小时排尿一次，不管有无尿意。美国专家发现，膀胱癌与尿液在膀胱中所存留的时间有直接关系，经常排尿对于老年人的身体健康非常重要。

进入中老年之后，膀胱肌肉变得松弛无力，容量下降，易出现排尿增加的现象。再加上尿道收缩力的降低，这样每次小便之后，就会有少量的尿液残存体内，无法排尽。尿液如不能及时排出，其中的化学物质会侵害膀胱组织，破坏膀胱组织细胞，进而可能引发癌症。所以要及时排尿，将尿液的危害降至最低。

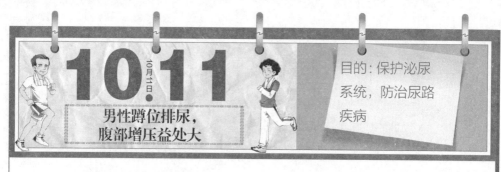

10.11

10月11日

男性蹲位排尿，腹部增压益处大

目的：保护泌尿系统，防治尿路疾病

有研究发现，男性采用蹲位方式排尿，会对健康更有好处，尤其是对于中老年人来说。

1.首先，蹲位可增加腹部压力，利于有前列腺炎或是尿不尽的朋友排尿。尿完之后，如果是蹲位，用手去按压会阴部就很方便。

2.其次，蹲位排尿的时候可以改善肠道受力情况，缩短排便时间，降低患便秘、痔疮、膀胱癌及肠癌的概率。

3.此外，很多中老年朋友在夜晚或是早晨排尿后，容易出现突然性的排尿晕厥，所以有排尿晕厥经历的朋友完全可以采取蹲位排尿，防止意外伤害。

其实，从家庭和个人卫生的角度考虑，蹲位排尿也是有好处的，它省去了打扫厕所的不便。排尿之后，用卫生纸擦拭尿道口，还可减少细菌感染。

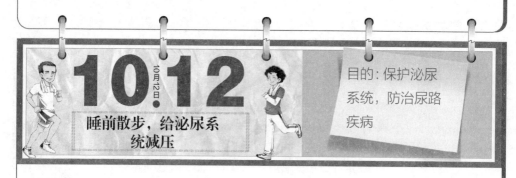

10.12

10月12日

睡前散步，给泌尿系统减压

目的：保护泌尿系统，防治尿路疾病

如果最近你夜尿频繁、尿不尽，而且经常有口渴、紧张等状况出现，这也许和泌尿系统疾病有很大关系。今天，我们讲述散步对于保护泌尿系统的好处。

很多中老年朋友出现泌尿系统问题的一个重要原因是因为精神压力太大，睡眠状态不好，导致泌尿器官不能得到充分休息。所以不妨在睡前进行一次散步活动，以10分钟左右为宜，散步的时候脚步尽量放慢，心思处在一种宁静的状态下，这样可以保持呼吸、心跳、代谢的平缓，从而使器官产生一种类似按摩的舒适感。

睡前散步可使睡眠变得有规律，使泌尿系统得到充分的放松和休息。另外，平时还可以用其他方法，比如积极参加一些社交活动以调节情绪，防止由心理因素导致的泌尿系统功能紊乱。

10.13

10月13日

正确清洗，增强二阴抗病力

目的：保护泌尿系统，防治尿路疾病

　　在人的下体部位，被称为前阴的是外生殖器（女性主要指阴蒂、阴唇、阴户，男性主要指阴茎、睾丸），被称为后阴的是肛门，两者合称为二阴。今天，我们就介绍一些清洗二阴的方法来防治疾病。

　　1.每晚睡觉前，先用热水将盆冲洗干净，再往盆里倒入适量热水，水温舒适即可。清洁的方式可以采用坐入盆中，先洗外生殖器，再洗肛门，洗后用干净毛巾擦干，之后一定记得换上洁净的内裤。

　　2.另外，二阴清洗完毕之后，用干净手指或直肠按摩器按摩二阴周围的穴位，比如按摩会阴（位于肛门与外生殖器之间）1分钟左右。

　　经常清洗二阴可以促进局部血液循环，有预防疾病传播的作用。倘若将清洗二阴与提肛、泡脚等养生方法合理结合起来，还能起到更好的强身健体，特别是保护生殖系统和内分泌系统的作用。

10.14

10月14日

脊椎运动，轻松防治膀胱炎

目的：保护泌尿系统，防治尿路疾病

　　膀胱炎作为泌尿系统最常见的疾病之一，令人许多朋友苦恼不已。今天，我们特别介绍脊椎运动来防治膀胱炎。

　　1.脊椎运动是一种无杂念运动，它要求患者首先要摒除杂念，之后双脚站立，两腿的距离要尽量与肩同宽，同时手臂自然下垂，眼睛目视前方。

　　2.然后将两只手掌慢慢转移到两大腿的前面，弯曲膝盖，微微向下蹲身，直至两掌心摸到膝盖。

　　3.最后，身体缓慢直立，挺胸仰头，使脊椎缓缓向后弯曲。从蹲身到起身再到挺胸仰头为1次标准动作。持续做36次。

　　脊椎运动不受时间和地点约束，只要方法正确，长期坚持，膀胱炎的病症一定能得以缓解。

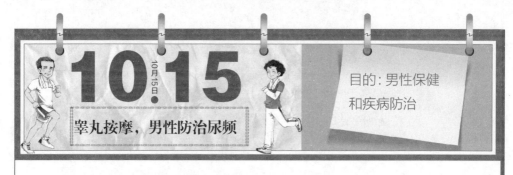

今天，我们就针对男性朋友尿频这一问题，推荐一种有显著效果的辅助按摩方法——睾丸按摩。

1.平卧于床，同时两腿分开，比肩略宽即可。

2.将双手掌心相对摩擦，使其发红发热，然后用右手轻握阴囊按顺时针方向轻轻按摩5～10分钟，再用左手轻握阴囊按逆时针方向轻轻按摩5～10分钟；最后用手轻轻颤动阴囊5分钟左右即可。

睾丸按摩是一种有效防治尿频的运动疗法，只要放松心态，认真去做，早晚各1次，坚持数月必能收到良好效果。另外，值得注意的是，在进行睾丸按摩时，切忌盲目用力，以免出现睾丸疼痛、胀痛等不适现象。

足底有很多穴位，长期刺激与按摩足底穴位有强身健体之功效，搓脚心就是一种好方法。它还可以帮助男性朋友远离前列腺炎。

首先，坐在床上或沙发上，将自己的两手相互摩擦，使其发红发热为止，然后，用右手手掌搓左脚脚心，用左手手掌搓右脚脚心各50次，也就是双手交叉搓，当然不一定是两只手同时进行。

搓脚心运动相对简单，没有时间限制，可以每天的早、中、晚各做3遍。值得注意的是，在搓脚心的过程中要注意适度用力，否则容易出现效果不明显或脚心疼痛等现象，用力时以脚心感到舒适为佳。长期坚持下去，不仅能防治前列腺炎，还能促进身体健康。

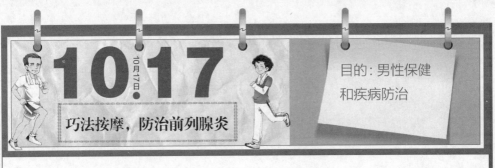

10.17 10月17日

巧法按摩，防治前列腺炎

目的：男性保健和疾病防治

今天，我们再给大家介绍一种按摩方法，它能有效防治前列腺炎。

1.便后，将肛门和直肠的下段清洁干净，再开始按摩。前列腺体位于直肠前壁离肛门口3～4厘米处，大小如栗子。

2.按摩时可自然下蹲，也可侧向屈膝，然后用带有橡胶指套的食指或者中指慢慢伸入直肠，按压前列腺，按照先从外部逐渐向上，再由内部逐渐向下的顺序，轻柔而有规律地进行

按压，每次3～5分钟。感觉有前列腺液从尿道里排出时，即可停止按摩。

3.按摩前也可以用肥皂将指套润滑一下，这样可以减少不适感。每次按摩以间隔3天为宜。凡疑为前列腺结核、肿瘤的患者禁忌按摩，前列腺萎缩、硬化者不宜按摩，慢性前列腺炎急性发作期间禁忌前腺按摩，以免引起炎症扩散。

自我按摩是一种辅助治疗的办法，配合医生治疗，可以起到良好功效。

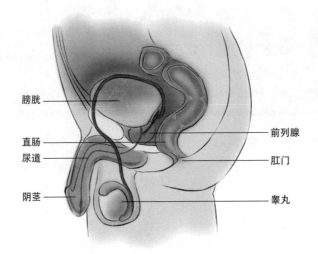

膀胱

直肠

尿道

阴茎

前列腺

肛门

睾丸

10.18 10月18日

热水坐浴，缓解前列腺炎

目的：男性保健和疾病防治

坐浴疗法是一种物理治疗疾病的方法，它不依靠任何一种医疗设备，简单易学，对前列腺炎疾病有很好的疗效。

准备一个浴盆，在其中倒入温度为40°左右的水，半盆即可，然后坐进去。每次坐浴10～30分钟，水温变凉则添加适量的热水，一直让水保持有效的温度。每周1～2次，热水里还可以加入一些中药，最好是芳香类的，比如广木香、白蔻仁、苍术等，治疗效果会更佳。

当然这种坐浴疗法并非万能，还是要配合最基本的药物疗法。坐浴疗法虽简单方便，疗效也很明显，但不是所有患前列腺炎的人都适用。那些已经确诊因前列腺炎而引起不育的人，就不宜采用此法。

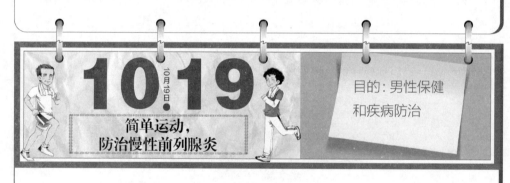

10.19 10月19日

简单运动，防治慢性前列腺炎

目的：男性保健和疾病防治

今天，我们再给大家推荐一些防治慢性前列腺炎的运动。

方法一，仰卧，用头部和两脚支撑着全身，将臀部尽力地抬高，收缩一下阴部的肌肉，放下臀部，放松肌肉，这样反复做20次。然后，将腿伸直，连同腰身左右来回摆动，做10次。

方法二，仰卧，两腿伸直抬高40°～50°，双腿交叉、外展，这样反复做30～40次。然后弯曲膝盖，用双手抱住膝盖，使其尽量往胸部靠拢，上身后仰一些，这样做10次。

方法三，站立姿势，两手左右交替着拍打臀部，20～30次即可。然后下蹲10～20次，呼气下蹲，吸气站起。

你可以任选其一，每天做1～2次，最重要的是坚持，这样才会有效果。

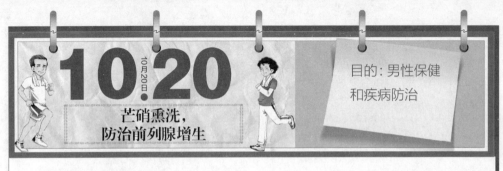

10.20 10月20日

芒硝熏洗，防治前列腺增生

目的：男性保健和疾病防治

今天我们给大家推荐的这种方法不需要专业的医疗器械，只需一个坐盆，以及特定的药材即可。

1.准备芒硝、天花粉、益母草、生姜各35克，大黄、艾叶、白芷、车前草各15克。然后将这几味药材一起水煎，之后取出2000毫升的药液，倒入坐盆内。

2.坐在坐盆上，用药汁的蒸气熏蒸一会儿。待药液的温度稍微下降时，用毛巾浸药液擦洗会阴部；水温再降，就坐到盆内，一直到药液变凉为止。每天2～3次即可。

这种外治法简单，在自己家里就能完成。一般持续10～20天就能收到很好的效果，前列腺明显缩小，尿道梗塞的症状得到改善。

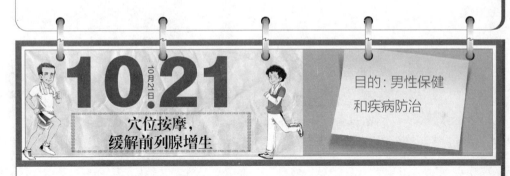

10.21 10月21日

穴位按摩，缓解前列腺增生

目的：男性保健和疾病防治

今天，我们给大家介绍的是治疗前列腺增生的按摩疗法。

1.在临睡前进行。首先仰卧在床上，左腿缓缓伸直，右腿自然弯曲，用左手找到神阙（即肚脐上），然后用中指、食指、无名指三个手指，旋转着按摩此穴位。

2.同时再将右手的这个三个手指放在会阴，用旋转式按摩，做到100次为好。做完之后，把右腿伸直，左腿自然弯曲，换右手进行同样操作。

肚脐周围有气海、中极、关元各穴位，是人体丹田所在，按摩肚脐，能疏通上述各穴位。此按摩法有利于膀胱的恢复，尤其是在小便以后稍加按摩，可以促使排空膀胱内残留的废物。

一月任务
二月任务
三月任务
四月任务
五月任务
六月任务
七月任务
八月任务
九月任务
十月任务
十一月任务
十二月任务

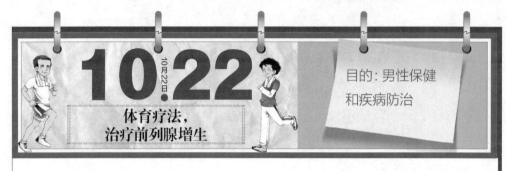

10.22 10月22日

体育疗法，
治疗前列腺增生

目的：男性保健
和疾病防治

前列腺增生是男性朋友较为常见的一种疾病，这里我们就给大家介绍一种体育疗法——收腹提肛操。

1.首先是自然呼吸，吸气的时候收紧小腹，同时将肛门缩紧，然后呼气的时候放松，这个动作连续做到100次左右。每天2遍，上午、下午各做1遍。姿势没有特定要求，站着、坐着或者躺在床上都可以。

2.其次就是要适当增加会阴部的运动量，比如说经常练练太极拳，这样可以很好地改善会阴部的血液循环，进而起到防治前列腺增生的效果。

患了前列腺增生，要积极治疗，多做运动予以配合，同时还要注意平时的饮食和生活习惯，用好的心情和精神状态去对抗疾病。

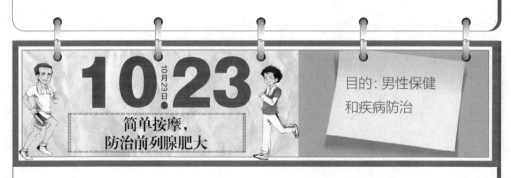

10.23 10月23日

简单按摩，
防治前列腺肥大

目的：男性保健
和疾病防治

科学、有效的按摩具有强身健体、防治疾病之功效。今天，我们就介绍一种防治前列腺肥大的按摩方法。

1.按摩之前，要了解按摩的具体部位。前列腺位于体内，但是在体表仍然有相对应的部位，约在阴囊与肛门之间。了解之后，各位中老年男性朋友便可在午休或晚睡前进行按摩。

2.具体操作方法：首先平躺在床上，然后两腿向上弯曲并向两侧旋转，接下来便可以用清洗干净的手指按在前列腺的体表部位进行间歇性的用力深压，力度以局部感到酸胀微痛为宜，每天按摩1～2次。

只要保持良好的心理状态，再加上科学合理的自我按摩，前列腺肥大症是可以有效防治的。

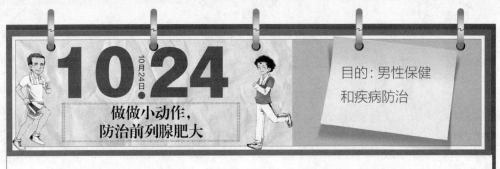

10.24 10月24日

做做小动作，防治前列腺肥大

目的：男性保健和疾病防治

　　男性朋友进入老年之后，很容易出现前列腺肥大的病症。除了到医院积极治疗之外，今天我们再教大家做几个小动作，辅助防治前列腺肥大。

　　这些动作都是躺在床上做的，很简单。首先是摆腰，两腿保持自然伸直，然后想象鱼儿游泳，把腰部左右摆动起来，每次做150次。

　　其次是蹬车。两腿能抬多高抬多高，然后做蹬自行车的动作，每次做100。

　　最后一个动作是振臀。把力气集中在脚跟和肩膀，用它们支撑起身体，当臀部离开床面10秒钟后，放松落回床上，每次做30次。

　　这套小动作很简单，但是对前列腺肥大的疗效很好，只要坚持做就能收到意想不到的成效。

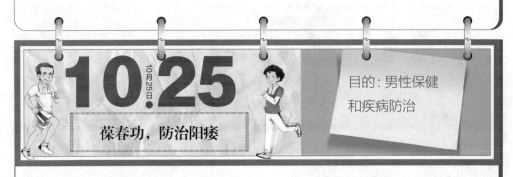

10.25 10月25日

葆春功，防治阳痿

目的：男性保健和疾病防治

　　阳痿是许多中老年男性朋友常常遇到的问题。今天，我们就介绍一种防治阳痿的功法——葆春功。

　　1.端坐在床头或者沙发上，先用温水洗脚，洗净之后，将手掌相对摩擦，使其发热发红。

　　2.然后用发热的左手搓右脚脚心100～200次，再用右手搓左脚脚心100～200次，但是不要持续时间太长，保持5分钟以下为好。

　　3.最后将两脚相对，同时两个膝盖用力向外展开，再次用两手掌心从两个膝盖的内侧开始向下用力按，一直按到腹股沟处，按108次即可。

　　这种功法最好早晚交替进行，每天早晚各练1次，练功期间还要注意节制性生活，否则无效。另外，"葆春功"对机制性阳痿效果很好，但对器质性阳痿效果则相对较差，各位患者朋友应根据自己的实际情况去练习。

一月任务
二月任务
三月任务
四月任务
五月任务
六月任务
七月任务
八月任务
九月任务
十月任务
十一月任务
十二月任务

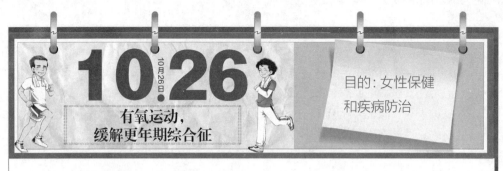

10.26 10月26日

有氧运动，缓解更年期综合征

目的：女性保健和疾病防治

更年期的到来让女性朋友开始出现许多不适症状，这时，我们推荐女性朋友进行适当的有氧运动，比如慢跑、快走、骑单车等。大家可以根据个人的体力情况及喜好来选择。

有氧运动最好能天天坚持，每次运动时间以20～60分钟为宜，其中包括运动前的"热身运动"与运动后的"缓和运动"。对于没有运动习惯的女性朋友，可从缓和的运动开始，比如，起初可以进行简单的步行训练，每次20分钟，1周3次，等体质完全适应之后再循序渐进地增加运动时间和强度。

更年期是女性朋友都要经历的一个阶段，处于这一时期的女性朋友一定要懂得及时调节自己的精神状态，平时多做自己喜欢的事以及多和周围的人沟通交流，确保心情舒畅。

10.27 10月27日

莲花坐，预防盆腔炎

目的：女性保健和疾病防治

中老年女性朋友，盆骨比较脆弱，盆腔里的各器官功能渐渐退化，更容易患上盆腔炎。今天，我们建议大家做做"莲花坐"来预防。

1.半边莲花坐。平坐，右膝弯曲，右脚放到左大腿的腹股沟处，用左手抓右脚，右手扶着右膝。然后吸气、呼气8次，同时用右手向下压右膝，感到舒服为止。静止一会儿，伸直右膝，抖动一下，放松膝盖后换另一侧重复以上动作。

2.双侧莲花坐。平坐，两膝弯曲，两脚掌心相对并贴紧，两手握住双脚，然后吸气，挺胸，将脊椎伸直，下巴微微内收，尽量将膝盖压向地板方向。吸气、呼气3～5次，同时挺胸眼睛向上看。

每天睡觉前做做这两个动作，有利于脚踝、膝盖、腿部肌肉的放松，同时还能保健腹部各器官和脊柱，防治盆腔炎。

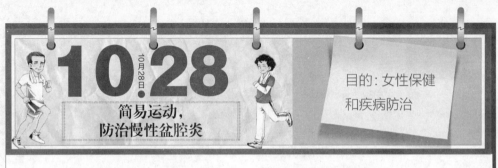

10月28日

10.28

简易运动，
防治慢性盆腔炎

目的：女性保健和疾病防治

今天，我们为大家介绍一套防治慢性盆腔炎的运动疗法。

1. 首先进行仰卧位运动。平躺在床上，两条腿轮流或同时伸屈，伸屈之后双腿还要轮流或同时做几次直腿上抬运动。

2. 接下来可以进行俯卧位运动。俯卧在床上，同时双臂屈曲放在头部的两侧，两腿伸直，两腿轮流或同时直腿向上、向后抬。

3. 最后进行坐位运动。坐在床上，上身挺直，下肢自然向前伸直，然后两膝伸屈向两侧环绕旋转数次。

运动时要根据实际来决定运动的强度和时间，一般每次10分钟左右，每日1～2次即可，切忌盲目运动，以免拉伤肢体肌肉。

10月29日

10.29

立体运动，
防治慢性盆腔炎

目的：女性保健和疾病防治

慢性盆腔炎的发病原因很多，其中一点就是缺乏运动锻炼，尤其是缺乏下腹部的运动锻炼。今天给女性朋友推荐一种可以防治慢性盆腔炎的立体运动。

1. 首先进行原地高抬腿踏步，2～3分钟之后做下蹲运动，具体做法为两脚分开，两手叉腰，然后上身挺直，循环下蹲。

2. 然后，你可以尝试一下提踵（即脚后跟）运动，具体做法

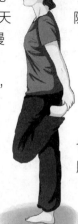

为两脚分开，单腿向后伸直，用手握住脚后跟缓缓用力向上拉伸，随后换腿重复这一动作。

一般说来，运动保持每次10～15分钟、每日1～2次最宜。只要能够长期坚持，身体的抵抗力和整体素质定会大大提升。另外，配合做仰卧起坐也是防治慢性盆腔炎、舒展躯干肌肉的一种好方法。

一月任务
二月任务
三月任务
四月任务
五月任务
六月任务
七月任务
八月任务
九月任务
十月任务
十一月任务
十二月任务

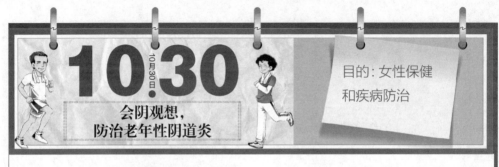

10.30 10月30日

会阴观想，防治老年性阴道炎

目的：女性保健和疾病防治

"会阴观想"，也就是用心或意识去观想会阴。此项运动对老年性阴道炎有很好的辅助治疗作用。

1.首先应找一个安静的地方，比如家中，或在晨练时找一个偏僻的地方，这样有助于摒弃杂念。

2.找到理想场所之后，双脚站立，两腿的距离与肩同宽，手臂下垂，目视前方，使身体达到一种虚静的状态。

3.全身放松，先把精力集中在肛门与生殖器之间的会阴，然后想象有一团热气在会阴循环。每次观想都要在20分钟左右，每天早晚各做1次最为合适。

"会阴观想"不仅对老年性阴道炎有很好的防治作用，而且对更年期综合征、盆腔炎同样如此。它还能调整内分泌，有强健体魄、增强活力之功效。

10.31 10月31日

起坐运动，防治子宫脱垂

目的：女性保健和疾病防治

人到老年，全身器官就会出现退行性改变，如此一来原本支托子宫的软组织和韧带就容易松弛，从而造成子宫脱垂。今天我们要介绍的"起坐运动"对子宫脱垂有很好的辅助治疗作用。

1.平躺在床上（最好为硬板床）或者地毯上，头部不要枕枕头，双手自然平放在身体两侧，两腿伸直并齐。

2.然后用腰腹使力，努力让身体坐起（手不要支撑床或地毯来促使身体坐起），坐起后再后仰躺平恢复原位。一躺一坐为1次标准动作，每回最好做50次左右，每日2回最佳。

做这项小运动所耗费的体力是相对较大的，所以，刚开始时每回做8～10次即可，以后再逐渐增加，长期坚持，效果必定会显现出来的。

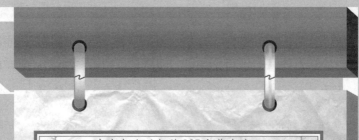

中老年人必知的365个养生法：
大字插图超值版

十一月任务

心脑血管（一）

　　当谈及心脑血管疾病时，很多中老年朋友都会坐立不安。其实，心脑血管疾病并非可怕至极，只要你有勇气、有耐心，很多不适症状都可以通过自我调节得以消除。本月我们就针对心脑血管这一问题，专门来讲解一些简单、有效的调节身体的方法。比如，闲暇之余甩甩手、梳梳头、玩玩球有助于平稳血压；快慢步行还能控制血糖；摇摇扇子、伸屈四肢则能保持血脉通畅，预防脑出血。这些运动调节方法简单有趣、效果显著，各位中老年朋友不妨来试一试吧！

11.01 十一月01日

按摩心俞，巧治胸闷头晕

目的：保健头部

你平时会不会有脸色苍白、全身无力、多汗、胸闷和头晕的情况发生呢？今天，我们就教你一种按摩方法——按摩心俞。

首先，把上衣脱掉，趴在床上，两腿并拢，两臂弯曲平放在床上。这时，可以让老伴儿在你的背上找心俞（位于第5胸脊椎棘突下，左右2指宽的地方），然后用两手的大拇指指腹按压，待有酸胀感时，便可以按顺时针的方向进行按摩。按摩速度最好保持在每分钟80次左右，每天按摩2～3回。

按摩心俞对心肌炎、心绞痛、胸痛等都有良好的疗效。尤其是当一些心血管疾病发作时，急速按摩心俞还能救人呢！

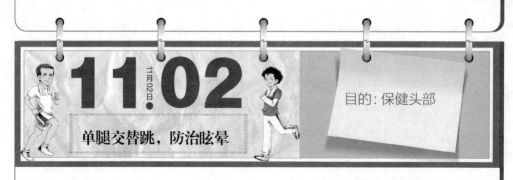

11.02 十一月02日

单腿交替跳，防治眩晕

目的：保健头部

下蹲后再起身，你是不是会感到一阵天旋地转，偶尔还伴有面色苍白、恶心呕吐的感觉？这种眩晕症状可能由多种原因造成，如果症状频繁要及早去医院诊治。对于偶尔突发的眩晕，你可以通过运动来改善。

这个运动做起来很简单，就是用单腿连续跳跃。单腿跳跃一般都是左、右两条腿交替进行。可以根据自己的运动习惯，先用右腿或左腿跳跃5～10次，跳完后，再换另一条腿，跳跃5～10次，这样轮换跳20～30分钟。跳跃的力度和幅度依身体状况而定。

单腿跳跃能够促进大脑血液循环，对头晕有一定的防治效果。另外，在单腿跳跃的过程中，人们需要随时调整身体重心以保持平衡，因而也有助于锻炼平衡性。

有的中老年朋友患有神经性头痛症，这时最好的缓解方法就是穴位按摩。

1.按摩的穴位主要针对位于两鬓角凹陷处的太阳；两手虎口，大拇指和食指中间凹陷处的合谷；位于足背第2、3趾间缝纹端的内庭。

2.头痛发作时，用两手的食指分别按压太阳，至有胀痛感，分别按顺时针和逆时针方向各旋转5分钟；再用两手的拇指交替按压合谷，并分别按顺时针和逆时针方向各旋转5分钟；最后用两手拇指的指尖点压内庭5分钟，有酸胀感为止。

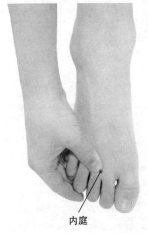

内庭

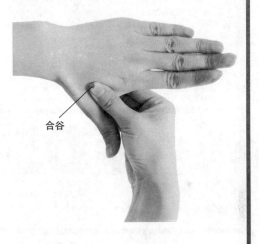

合谷

按摩这3处穴位，能立即止痛，坚持每天早晚各按摩1次，能有效缓解失眠性头痛、神经性头痛，让你感到健康轻松。

一月任务
二月任务
三月任务
四月任务
五月任务
六月任务
七月任务
八月任务
九月任务
十月任务
十一月任务
十二月任务

11.04 十一月04日

中药熏脚，缓解偏头痛

目的：保健头部

偏头痛一旦发作，易出现恶心、呕吐的症状，使人寝食不安。有没有什么好的办法可以缓解偏头痛呢？

1.发生偏头痛时，可以采用中药熏脚的方法来缓解。将15克川芎、15克牛膝、15克的菊花、10克白芷、10克苍术、5克石膏、3克细辛一并放入锅中，再加入5000毫升水煎煮成汤。

2.将药汤倒入盆中，并将脚放在盆上，用药汤散发的热气熏脚，同时用衣物把脚和盆裹住，以防热气过快散发，这样熏蒸约10分钟左右，等药汤稍稍冷却后，再将脚放入盆中浸泡20分钟即可。

这里介绍的中药熏脚法具有促进血液循环、镇静的功效，长期坚持能有效缓解偏头痛。

11.05 十一月05日

搓搓绳子，缓解手麻

目的：缓解手部抖颤

生活中你会不会有这样的感觉：手部发麻，犹如千万只蚂蚁在爬，有时吃饭甚至端不住碗？这是由于血管或神经受到压迫而导致的，你可以试试用下面的方法来加以缓解。

这个方法就是搓绳子，将一些破旧衣服裁成长条状，用水将这些布条浸湿，然后用浸湿的布条搓绳子，搓的时候，全身放松，两手手掌的掌心相对，动作要慢，用力来回搓动双手，

直到两手手掌发热。早晚各1次，每次15 ~ 30分钟。

每天坚持，可以促进手指微血管的扩张，增强血液循环，让手部渐渐变得暖和起来，进而缓解并防治手麻无力的状况。另外，这种小运动还能在一定程度上锻炼手腕和手指关节的灵活性，同时还顺便按摩了手掌的各个穴位，真乃一箭三雕之举也！

中老年朋友若是时常手颤，同时伴有动作迟缓和肢体僵硬的状况，要立即去医院进行诊治。同时，还可做些适当的手部运动来保健，比如说两只手互相对撞。

1.用力将两手的五指伸直，同时使食指到小拇指这四指并拢在一起，拇指与这四指保持直角状态，两手虎口处相互对撞，撞击以后，四指自然弯曲并相互摩擦，分开后手指恢复原状，并做好再次撞击的准备，撞击10～15次即可。

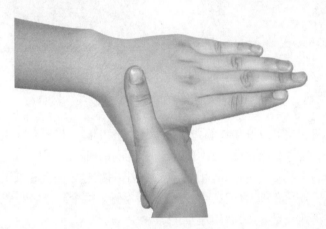

2.接下来，两手虚握拳，然后从各个方向相互撞击，如双手可以对撞、侧撞、背撞等，从每个方向撞击5～10次。

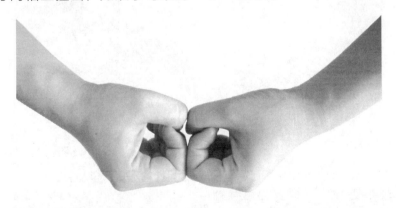

两手对撞能促进手部的血液循环，疏通经络和血脉，还可以刺激神经末梢，提高手的自控能力。坚持做，能有效缓解并预防手部震颤。

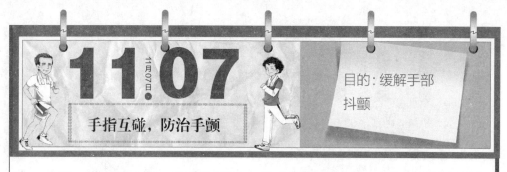
今天，我们教大家一种防治手颤的手指运动——手指互碰。

1.首先将两手的拇指分别与两手的食指交叉对碰；再分别跟两手的中指、无名指、小拇指交叉对碰。这四个动作做4个八拍。

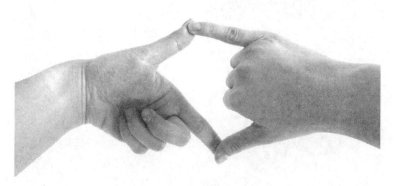

2.接下来，将右手的拇指跟左手的食指相碰，左手的拇指和右手的小指相碰；然后再将右手的拇指和左手的中指相碰，左手的拇指和右手的无名指相碰；再用右手的拇指和左手的无名指相碰，左手的拇指和右手的中指相碰；最后，用右手的拇指和左手的小指相碰，左手的拇指和右手的食指相碰。每个动作做4个八拍。

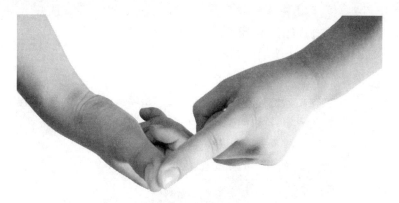

手指互碰运动不仅能活动手部，缓解并防治手颤，还能够强身健脑，而且也充满了趣味性。

中老年人必知的 **365** 个养生法：大字插图超值版 ｜ 十一月任务：心脑血管（一）

11.08 11月08日

穴位按摩，远离手抖

目的：缓解手部抖颤

对于手抖的状况，除了用运动的方法来进行缓解和防治以外，我们还可以用穴位按摩法。

1.这个按摩法涉及到3个穴位，即劳宫、内关和合谷。内劳宫是握拳时中指指尖所对的位置，外劳宫就在手背的对应处。内关位于手腕横纹正中向上2寸处，在手腕两筋之间，外关就位于手腕背部对应位置。合谷位于位于虎口处，第1掌骨和第2掌骨中间稍偏食指的地方。

2.按摩时，先用右手的拇指、食指按顺序对捏住内外劳宫、内外关和合谷并按压，一压一起为1次，连续按100次，然后再用左手按压右手相应穴位。

坚持每天早晚按摩1次，可以通筋活络，缓解手抖的症状。刚开始按摩时，你可以少按压几次，渐次增加，按压力度适中。

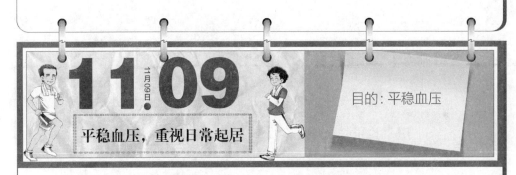

11.09 11月09日

平稳血压，重视日常起居

目的：平稳血压

步入中老年以后，身体上的各种不适就会纷至沓来，高血压无疑是最常见的一种。今天我们就为你介绍日常起居中该如何预防高血压。

1.晚上睡觉前，用温水洗脚，并按摩双腿双脚，促进下肢血液循环。

2.清晨醒来后，可先在床上仰卧，活动一下颈部及四肢，然后慢慢起床，这样可避免血压波动较大。

3.洗脸刷牙时，最好用30～35℃的温水，因为水温过冷或是过热会刺激血管，从而影响血压。

4.晚饭要以易于消化的食物为主，并且饭后要进水，否则易增加血液黏稠度。

5.排便时最好坐着，并且要避免用力过大。排便后站起时，动作要慢。如果出现了便秘应多吃富含纤维素的水果或蔬菜。

老年高血压患者还易患上多种并发症，所以不可轻视。

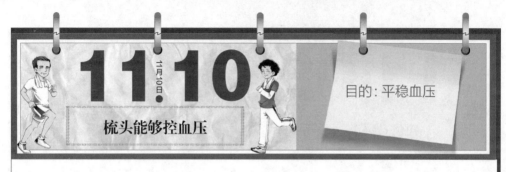

11.10 11月10日

梳头能够控血压

目的：平稳血压

梳头有防脱发、防白发的功效。你知道吗？它还可降低血压。配合适当的头部按摩，效果更好。

1.无论是头部中间还是两侧，都应从额头前发际一直梳到头后的发根。每个部位梳理不少于1分钟，力度要适中，以头皮发热、舒服为宜。

2.梳头最好是在早晨，可避免血压波动。

3.梳头之后，再配合以推头、叩头的按摩。推头是用两手的大小鱼际推揉头部两侧，从太阳推至风池，再将两手大拇指放在风池上揉1～2分钟。叩头时两手五指分开半握拳，用指端从前发际开始叩击后移，叩击时用力要均匀、适度，时间为1分钟。

头部按摩可促进头部血液循环、调节大脑神经，起到平稳血压、防治动脉粥样硬化的作用。

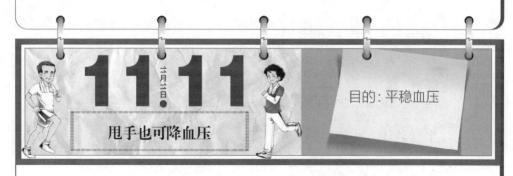

11.11 11月11日

甩手也可降血压

目的：平稳血压

你知道吗？甩手可以治愈很多慢性疾病，也非常适合用来降血压。

1.身体直立，全身肌肉放松，五指并拢，两臂自然下垂，两腿与肩同宽，直视前方。上身挺直，小腹收缩，脚趾用力抓地，腿部肌肉略处于紧张状态。双臂同时前后摇甩，方向要一致。

2.先向前摆出，不要用力，上摆高度与身体呈30°为宜；后摆时要用力，然后前摆时再靠惯性自然回摆。

两臂要伸直，心中无任何杂念，默默数数。

3.甩手时最好采用腹式呼吸，运用腰部力量带动手臂运动，这样才能充分调动全身器官。注意：饥饿、生气、烦躁时不可锻炼。

甩手运动有通经活络、活血行气的功效，可改善人体上重下虚的状态，增强体质、提高身体的抵抗力，对于体虚多病的高血压朋友尤其适合。

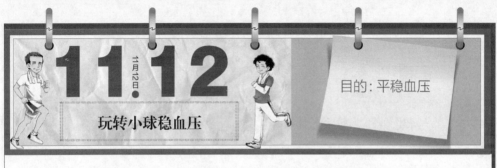

11.12 11月12日

玩转小球稳血压

目的：平稳血压

　　手转健身球是一种简单有趣的健身运动，今天我们就介绍一下健身球的锻炼。

　　1.健身球有实心、空心，石制、钢制、铜制等。选购时，尽量不要购买实心的或是石球，因为球过重、过凉，不利于血管的舒缓、血压的降低。

　　2.挑选健身球，应根据手掌的大小、手力的强弱来选择。旋转健身球时，放松心情，可用掌心用力握球，也可用一手或双手的虎口握球，手指

的伸、屈动作要相互协调一致，这样通过一松一紧的运动，就可以促进血管扩展，降低血压。

　　3.最初接触健身球时，速度可以慢一些，随着熟练程度的提高再加快速度。

　　健身球是我国一项传统保健运动，玩健身球时，用球摩擦、碰击手掌，可疏通经络、缓解疲劳、改善微血管循环。

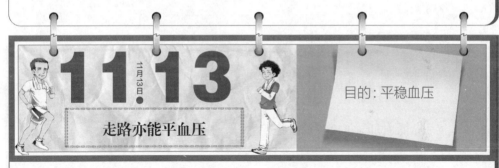

11.13 11月13日

走路亦能平血压

目的：平稳血压

　　散步是一种安全、柔和的健身方式。为了更好地达到降压的目的，散步时还有一些细节需要特别留意。

　　1.锻炼之初，不要走得太快，锻炼时间也应逐渐增长。1～2周后，当身体逐渐适应，可适当加快速度，对于中老年人来说，散步的速度不要超过每分钟90步。

　　2.锻炼贵在坚持，每周至少要运动5天以上，每天至少要走半个小时。每天的运动量也可分多次完成，如每

天运动3次，每次10分钟。

　　3.另外，散步的地点以空气清新、环境清幽的场所为宜，如公园、林荫小道、运动场等。散步的时间最好选在饭后半小时，也可选在清晨、傍晚或是午睡过后。

　　散步可使大脑得到放松、改善血液循环、缓解血管压力，对于降压、减肥都有好处，还可预防或是延缓动脉硬化。

11月14日

11.14

降低血压，揉百会风池

目的：平稳血压

经络按摩是中医的重要组成部分，今天，我们就教大家两种防压降压的穴位按摩方法。

1.揉百会。百会位于头顶正中线上，两耳尖垂直连线与正中线的交会处。操作时，你可以坐在沙发上或是床上，头部略低，然后将中指、无名指两指指端放在百会上轻揉1～3分钟。

2.揉风池。风池位于枕骨下面，斜方肌上端和胸锁乳突肌之间的凹陷处，参见8月6日日志。风池是很多脑部神经的交汇处，按揉风池具有镇定安神、醒神开窍的功效。按摩时，自然端坐，用两手拇指分别按揉两侧风池，以有酸痛感为宜。

人体的十二经脉及几十个大小的穴位都汇集在头部，故中医将头称为"诸阳之会"。经常按摩头部不仅可缓解头部不适，还有平稳血压的作用。

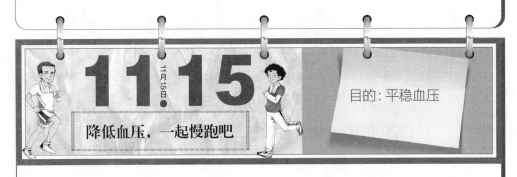

11月15日

11.15

降低血压，一起慢跑吧

目的：平稳血压

你是否在为高血压所困扰？运动起来吧，今天我们要运用慢跑"战术"。

1.跑的时候要突出一个"慢"字，千万不能急躁。

2.运动时要保持身体的舒展，充分地张开四肢，因为所有降压运动最主要的特点就是"节奏慢、有氧型"。这样的慢节奏运动可以在小区里，也可以在街道上进行。每天坚持15～30分钟效果最佳。

实验发现，慢跑一次后，人的血压会出现明显下降，并且可以保持22小时左右。注意：慢跑完毕后不能立即洗热水澡，否则会使血管壁扩张，出现意外。如果洗浴的话可以休息片刻选择温水浴，洗浴时间最好控制在5～10分钟。坚持慢跑，血压会逐渐稳定下来。

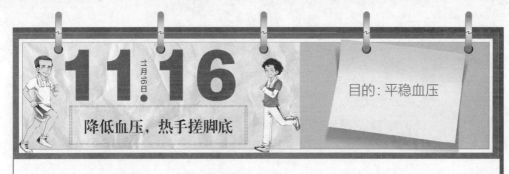

今天我们要说的就是脚底按摩，用这个方法可以促进血液回流，疏肝明目，对降压有很好的效果。

1.首先，保持端正的坐姿。伸直双脚，低头，躯干部前倾，伸出双手振动脚趾，连续20～30次。此方法除降压外，还能锻炼腰腿以及增加脚力。

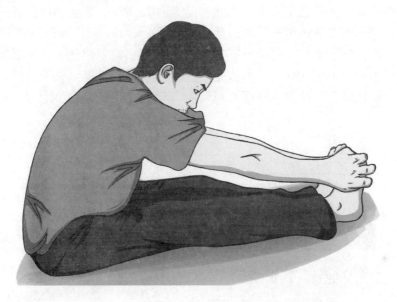

2.接着是双手搓脚，按摩时，先把两个手掌搓热，然后将手掌放在脚心上搓动，左右脚各100次。这种按摩方法能够缓解体内虚火、舒肝明目，对治疗高血压、晕眩和耳鸣等有很好效果。如果在入睡前进行脚部按摩，还可以使你睡个好觉呢！

脚上的穴位、经脉非常丰富，而且这些穴位也对应着人体不同组织器官的稳定，按摩脚掌不能快速降压，需长期坚持才有效果。

一月任务
二月任务
三月任务
四月任务
五月任务
六月任务
七月任务
八月任务
九月任务
十月任务
十一月任务
十二月任务

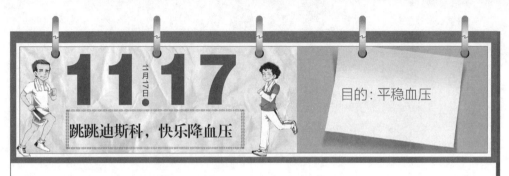

目的：平稳血压

11.17 跳跳迪斯科，快乐降血压

许多中老年朋友被高血压困扰，其实，只要不把它当成精神上的包袱，选对降压方法，就能收到良好的疗效。今天让我们来跳跳舞吧！

现在中老年人舞会很常见，比如迪斯科或交谊舞。首先做一下准备活动，听一听音乐的节拍，选择一些节奏比较缓慢和抒情的音乐。然后放开脚步，缓慢地移动，使身体舒展并且合上节奏，但是运动不宜过于激烈，而且不能时间过久，半小时左右为宜。

美国科学家曾做过对比试验，发现每周进行3次跳舞的与不跳舞的中老年朋友相比，患老年性疾病的概率减少了近80%。这类缓慢的舞蹈可以陶冶情操，音乐也使人心情舒畅，让人将疾病的烦恼抛到九霄云外，越活越年轻。

目的：平稳血压

11.18 骑车兜兜转，告别高血压

有些中老年朋友血压升高，就懒得运动，而不运动，血压会更高，久而久之，形成了一种恶性循环。为了改变现状，今天我们建议大家骑骑自行车。

1.骑车时要调动全身的肌肉，聚精会神使身体充分舒展开。

2.骑车不宜太快，要使双腿充分、完整地完成运行中"下踩"、"底部"、"提"、"顶端"四个阶段的动作，使脚掌和腿部肌肉配合起来。

3.一般来说每分钟蹬踏60次左右，也可适当地减少一些。每次运动的时间以半小时到一小时为宜。

4."练车"的地点最好选择在风景优美的地方，这样更能愉悦身心。

骑自行车对改善心肺功能、增强耐力非常有益，不仅能锻炼肌肉关节，而且还可强化心肌，防止高血压，同时延缓神经系统老化，增强活力。

11.19 11月19日

规律生活＋运动，血压不再低

目的：平稳血压

从座位上站起来的时候如果头晕目眩，可千万不要大意，因为这可能是低血压。今天，我们开始做一做预防低血压的健身操。

1.健身操锻炼可以选择比较缓慢的广播体操，也可以自己找一些喜欢的音乐，合着节拍做一些常见的体操动作，比如扩胸、弓步等。

2.在单调的身体动作之外加上一些道具，可以使做操过程充满乐趣。

比如男性朋友可以手拿一根小棒或一个小球，女性朋友则可以挥舞纱巾。动作要尽力做到舒展、优美。

低血压的中老年人平时要保持良好的生活习惯，防止身心过度疲劳，坚持每天做些健身操等适当的锻炼，就可以很好地缓解低血压症状，还能够改善神经、循环、呼吸、运动系统的功能，加速血液循环，减少低血压的发作。

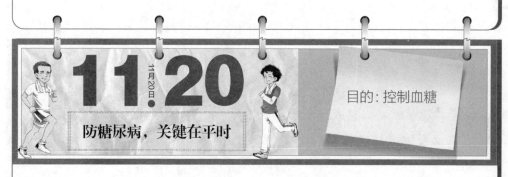

11.20 11月20日

防糖尿病，关键在平时

目的：控制血糖

人在步入老年之后，患糖尿病的概率也随之增大。而在日常生活中控制血糖，是预防糖尿病最有效的方法，那么怎么做呢？

1.肥胖是健康的"大敌"。在饮食上切忌大鱼大肉、高糖量或者其他添加剂较多的食物，多吃蔬菜、水果，保证饮食均衡。

2.走路可最大限度地提高机体对胰岛素的利用率，如果你能每天坚持步行半个小时，那么患糖尿病的概率

将大大降低。

3.老年人不妨培养一些兴趣爱好，如多听听音乐、种植花草或是参加轻松愉悦的业余活动，总之，不要让自己陷入孤独之中，因为糖尿病对孤独者特别"偏爱"。

此外，过了45岁之后，定期到医院去检查血糖，如果你是一名肥胖者更应如此。及早了解自己的身体状况，可有效预防糖尿病。

一月任务
二月任务
三月任务
四月任务
五月任务
六月任务
七月任务
八月任务
九月任务
十月任务
十一月任务
十二月任务

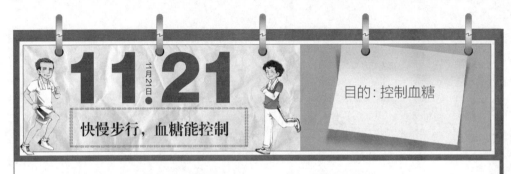

11.21

11月21日

快慢步行，血糖能控制

目的：控制血糖

　　前几日我们介绍过散步降压法。你知道吗？步行不仅可以降血压，还能降血糖，但需要注意细节。

　　1.要采取快慢步结合的方式。先快速行走5分钟，再慢行5分钟。身体素质较好的，可每分钟快走120次以上；体质较弱的，则每分钟走90～100步即可。

　　2.初锻炼时，可每次行走20～30分钟，早晚各1次，之后再逐渐将步行时间延长至1小时。

　　3.糖尿病朋友不要在空腹时锻炼，这样易引起低血糖。老年人如果还伴有其他的症状，尤其是病症严重时，应谨慎运动。

　　运动，是饮食、药物之外增进胰岛功能的一种重要方法。运动可平衡身体的低密度脂蛋白和高密度脂蛋白，促进血液循环，增强心肺功能，降低血糖。

11.22

11月22日

耳部征象，
反映动脉硬化和冠心病

目的：保持血脉通畅，防治血管疾病

　　很多心脑血管疾病发现时，一般都已经相当严重了。但如果在日常生活中注意观察身体，仍能发现一些疾病的蛛丝马迹，比如可以细心观察耳部。

　　1.首先观察是不是出现不明原因的耳鸣、耳聋，这些症状可能就预示你患有早期的动脉硬化或冠心病。因为内耳的血液供应因动脉硬化或冠心病而导致不足就会引起耳鸣、耳聋。

　　2.其次是观察耳垂，如果患有动脉硬化或冠心病，耳垂皮肤上都会有一条皱纹，这是因为我们的耳垂是由结缔组织构成的，对缺血特别敏感。一旦发生动脉硬化或冠心病，耳垂就会因缺血导致微循环出现障碍，从而出现皱纹。

　　平时经常对耳部进行自我观察，出现上述任何一种情况，都预示着你可能出现动脉硬化的症状，应及早去医院确诊治疗。

11.23 11月23日

手指运动，预防脑血管疾病

目的：保持血脉通畅，防治血管疾病

人们常说："十指连心"，可见手和心脏、大脑有着密切的联系，常活动手指可以起到预防心脑血管疾病、减缓大脑退化的作用。

1.首先，伸出双手，向内弯曲手指，然后恢复原位，手指稍往后拨，这样反复10次。

2.用右手揉捏左手的五指根中部，早晨和晚上各做10次，两手交替进行。接着两手十指交叉相握，再使劲用力拉开，对肌肉产生相应的刺激。

3.伸开左手，从中指的底端画一条垂直于手腕横纹的直线，然后取中点处，用右手拇指持续揉按，两手交替，20次即可。

人的双手受大脑的支配，而双手的运动反过来又能刺激大脑的神经。在生活中尽量多动双手手指。

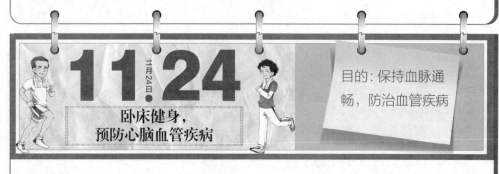

11.24 11月24日

卧床健身，预防心脑血管疾病

目的：保持血脉通畅，防治血管疾病

如果你是患有心脑血管疾病的中老年朋友，早上起床是一件需要特别注意的事情。在起床前不妨先做点运动，将身体活动开后再起床。

1.平躺，转动眼球，左右上下慢慢地各转10次，深吸气，努力挺起腹部，再深呼气，腹部放松，反复呼吸10次。

2.转身趴在床上，两手展开，双腿并拢伸直，将臀部慢慢翘起，再放下，重复10次。

3.然后，用手搓揉面颊，尽量将整个面部都搓到。

人体在睡眠的时候，血液循环会变慢，身体的各项功能也进入休息状态；早上醒来，血液循环和各项功能不经过缓冲，就直接进入活跃状态，会给血管造成很大的压力，给心脑血管疾病患者带来危险。上面介绍的起床健身功，能使休息了一夜的身体逐渐活动开，从而有效避免发病的危险。

一月任务
二月任务
三月任务
四月任务
五月任务
六月任务
七月任务
八月任务
九月任务
十月任务
十一月任务
十二月任务

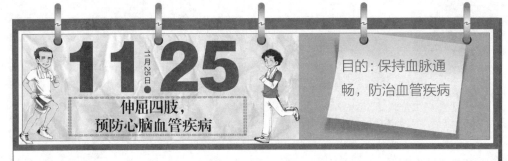

11.25 十一月25日

伸屈四肢，
预防心脑血管疾病

目的：保持血脉通畅，防治血管疾病

据调查40%～45%的60岁以上老年朋友患有不同程度的心脑血管疾病。那么怎样的锻炼可以达到预防的目的呢？今天我们就来学习一种简单有效的方法吧！

躺在床上放松身体，伸展开双臂和双腿，然后再慢慢地屈起来。做此动作时血液会迅速地回流，给心脏和大脑补充充足的血液和氧气，从而起到预防和治疗心脑血管类疾病的效果。不仅如此，伸屈四肢还能加强双臂和双腿大小关节的灵活性。时间不必过长，只要天天坚持1分钟就可以了。

其实人每天在伸懒腰的时候就是在做这个动作。不过，躺在床上练习所产生的效果更好。做时，不妨伴着点轻松愉悦的音乐，快来试试吧！

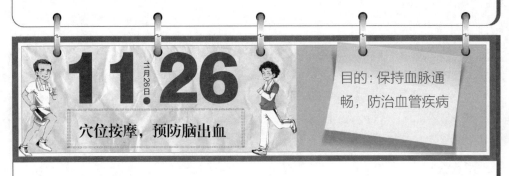

11.26 十一月26日

穴位按摩，预防脑出血

目的：保持血脉通畅，防治血管疾病

脑出血一般发病突然，那么该如何预防呢？我们不妨用穴位按摩法。

1.如果发现指甲上出现红色或黑色斑点，则表明体内的血液循环出了

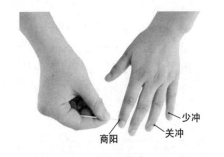

商阳　　关冲　少冲

问题。可用牙签的尖端来分别刺激手部的商阳、少冲和关冲穴位。

2.商阳位于食指指甲靠拇指侧下方约2毫米处；少冲位于小拇指指甲靠无名指侧侧下方约2毫米处，而关冲则位于无名指指甲靠小拇指侧下方约2毫米处，刺激这些穴位的力量以能忍受为度。

平时经常用牙签点压按摩这三个穴位，也能有效地促进末梢血液循环，从而在很大程度上预防脑出血的发生。

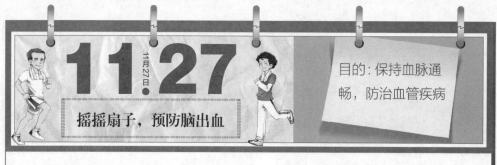

11.27 11月27日

摇摇扇子，预防脑出血

目的：保持血脉通畅，防治血管疾病

昨天，我们介绍了脑出血的穴位按摩法，今天我们再来介绍另一种方法——摇扇子。摇扇子可以有效锻炼上肢的关节肌肉，促进肌肉的血液循环，增强肌肉力量以及各个关节的灵活性；此外，摇扇子还能够锻炼脑血管的收缩和扩张的功能。

我们都知道，大脑对身体的控制是交叉的，左脑半球控制右侧肢体，而我们一般的习惯都是用右手，这也就造成右脑锻炼不足。因此，我们可以用左手摇扇子，便能有效锻炼右脑的血管，增强右脑血管的弹性，从而有效减少脑出血的发生。

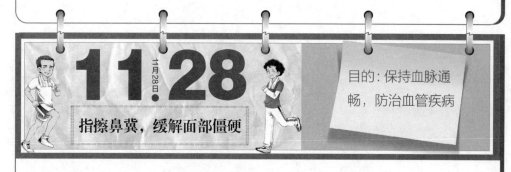

11.28 11月28日

指擦鼻翼，缓解面部僵硬

目的：保持血脉通畅，防治血管疾病

你遇到过一侧脸颊动作不灵、嘴巴歪斜这种情况吗？这是面瘫的表现。对于较轻的症状，我们可以通过按摩的方法来治疗。

用两手食指的指腹分别从鼻翼两侧向下摩擦按摩，一直按摩到鼻翼两边的迎香。迎香位于鼻翼旁边，离鼻翼纹1厘米的地方。这样摩擦按摩50次以后，再用食指尖轻轻按揉迎香1～2分钟即可。

每天按摩3～5次，能有效促进面部血液循环，缓解面瘫症状。在按摩期间，不要吹冷风和用冷水洗脸，因为面部遇冷会导致面部肌肉收缩，影响治疗效果。所以如果是冬天出门的话，一定要戴上防风帽，用围巾护起脸颊。回到家里以后，赶紧用毛巾浸透热水，拧干后立即敷在脸颊上。

一月任务
二月任务
三月任务
四月任务
五月任务
六月任务
七月任务
八月任务
九月任务
十月任务
十一月任务
十二月任务

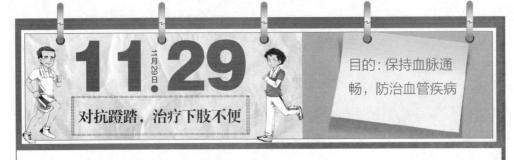

有些中老年朋友患上脑梗死之后，下肢行动不便，但这并不代表从此就不能运动了。今天的方法可以帮助你实现运动，达到锻炼下肢的目的。

首先平躺在床上，下肢保持膝盖弯曲，屈曲髋部。家人用一只手握住患者的足掌，另一只手扶住该肢的膝部部位，令其腿做蹬踏动作。做蹬踏动作的时候，家人握其足掌的手要施加一定的对抗力，力度适中，蹬踏力量加大，对抗力也要加大。而扶其膝部是为了防止其下肢向内旋转或是向外旋转。就这样一曲一伸，反复练习，像是在做蹲起的动作。

以上这种方法简单方便，容易操作。虽然得叫上家人来帮忙，但这不正是加深亲人之间交流的机会吗？

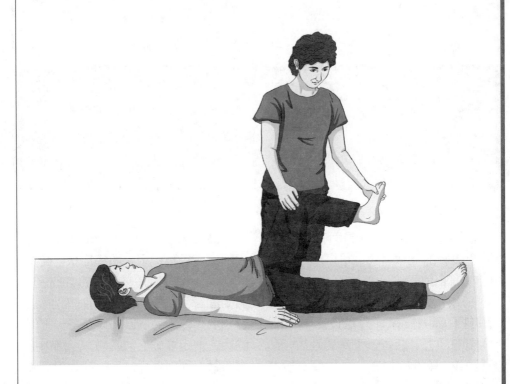

中老年人必知的365个养生法：大字插图超值版

十一月任务：心脑血管（一）

11.30

11月30日

踏床提臀，有助下肢康复

目的：保持血脉通畅，防治血管疾病

一月任务

二月任务

三月任务

四月任务

五月任务

六月任务

七月任务

八月任务

九月任务

十月任务

十

十二月任务

　　除了前面介绍的对抗蹬踏运动之外，还有一种帮助下肢不便的朋友进行锻炼的方法。如果两种方法相结合，就能产生较为全面的效果。

　　1.首先，脸朝上平躺在床上，将患肢的膝部慢慢曲起，屈曲髋部，将足掌平放在床上。

　　2.然后让平放的脚用力蹬床，蹬床的同时尽力抬高臀部离开床面。轻轻地放下臀部，再用力蹬床，尽量抬高臀部离开床面。反复做此动作，做完之后，轻轻地敲打下肢一会儿。

　　如果自己完成整套动作有困难，那就叫上家人来帮忙。这种方法简便易行，长期坚持一定会见到成效。

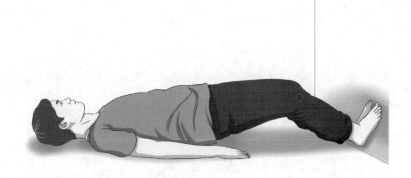

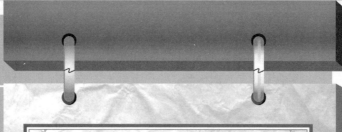

中老年人必知的365个养生法：
大字插图超值版

十二月任务
心脑血管（二）

　　运动调节的目的不仅仅在于平血压、控血糖，它还有增强心脏功能、防治脑卒中等确切疗效。本月我们就以此为重点来做进一步探讨。每天笑一笑，扳一扳手指，动一动舌头可以增强心脏功能，预防心脏疾病；耸耸肩，晃晃脑，做做健脑操，则可以预防脑卒中。此外，养成每天饮水3杯、用热毛巾擦颈等良好生活习惯，还可以调理心血管疾病，预防脑血管病症。怎么样，是不是这些运动调节方法既简单又有趣？既然如此，大家就赶快开始行动并将它坚持下去吧！

12.01 12月01日

揉按风池，保持头部健康

目的：血脉通畅，强健心脑

你知道吗？轻揉头后部不仅可以缓解疲劳，还能够保持头部健康呢！

1.首先找准风池穴。它位于颈部，枕骨下面，即后脑勺下颈窝两侧，从后发际向上大约1寸，差不多和耳垂齐平的位置，参见8月6日日志。把左手拇指放在左侧的风池穴上，右手拇指放在右侧。

2.接着，把其他手指自然地放在头部。然后用拇指轻轻按摩风池穴，力量逐渐加重至风池穴有酸胀感为止。持续大约30秒到1分钟。

按摩风池穴，有助于疏通经络，增强脑部器官功能，延缓大脑老化。同时也可防治头痛、头晕和颈椎疼痛等。按摩前要思想集中，呼吸均匀。用力要缓和适中，达到穴位有酸痛感。坚持每天按摩，头部健康，整个身体也会轻松。

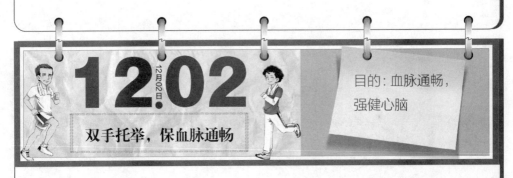

12.02 12月02日

双手托举，保血脉通畅

目的：血脉通畅，强健心脑

要想心脑血管健康，最重要的就是保持全身血脉通畅。今天我们就为你介绍一种能促进血脉通畅的运动法——双手托举。

1.自然站立，双腿并拢，将两手交叉放于身前。调匀呼吸，慢慢将双手上举，如托有重物一般。上举手臂时，吸气要慢，同时做提肛运动。

2.等手臂举过头顶时，双手翻转，掌心朝上，同时脚趾用力抓紧地面，两脚跟提起，保持3～5秒，并慢慢呼气，再左右转腰5～10次，还原到开始位置。重复做5次。

做此动作时，手脚都要用力，两腿要尽量伸直，呼吸也要注意，在手臂上举时吸气，在转腰时呼气。这个运动能使肢体得到充分伸展，促进胸腹腔的血液循环，使全身的血脉流通。

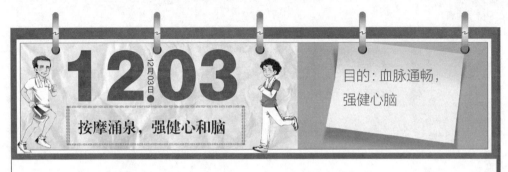

目的：血脉通畅，强健心脑

按摩涌泉，强健心和脑

俗话说："若要老人安，涌泉常温暖"。保持涌泉温暖的方法，除了穿戴暖和，按摩也是行之有效的方法。今天我们来学习一下如何对涌泉进行有效按摩。

1.找准涌泉。在脚底部第2个和第3个脚趾趾缝和足跟连线的前1/3处，有一个凹陷部位，这个地方就是涌泉。

2.按摩时要用和脚处于相反一侧的手，即用左手拇指按摩右脚的涌泉，用右手拇指按摩左脚的涌泉，按摩持续30秒到1分钟，直到脚心发热为止。

随着年龄的增长，中老年人的大脑和心脏功能逐渐衰退。涌泉的按摩正好可以增强相应部位的敏感度，起到安心宁神、补脑益智、缓解脑疲劳的功效。

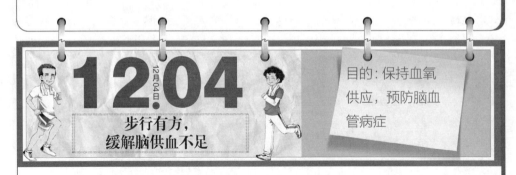

目的：保持血氧供应，预防脑血管病症

步行有方，缓解脑供血不足

有些患有脑供血不足的中老年朋友不敢锻炼，担心运动会让大脑更加缺血。其实这种想法不科学，因为越不运动，血液循环就越慢，脑供血不足就会加剧。因此，还是要有讲究地坚持锻炼。

我们可以选用一些较为舒缓的运动，比如行走。行走时，脚跟先着地，一步一步地走。同时采用体式呼吸，吸气时，想象着身体的每个毛孔都在吸入空气；呼气时，想象所有的病气、浊气、疲惫之气都排出体外。

舒缓的运动和体式呼吸法，能有效改善全身的血液循环，增加心脑血管的供血供氧能力。需要注意的是，呼吸的频率要和走路的速度相配合，因为杂乱无章的呼吸没有效果。

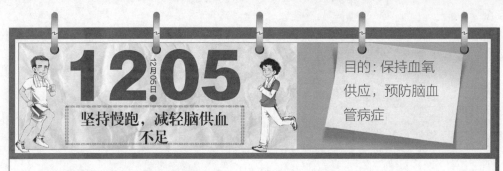

12.05 12月05日

坚持慢跑，减轻脑供血不足

目的：保持血氧供应，预防脑血管病症

昨天我们介绍了行走的锻炼方法，今天我们向大家介绍的是慢跑锻炼。

1.早上起床，换上比较宽松的衣服、运动鞋，到楼下或附近小公园里慢跑。跑的时候，步伐和呼吸速度相结合。

2.跑步的速度，尽量保持在每分钟100米左右。第一次慢跑，时间保持在15分钟左右，当你习惯每天一跑，持续时间就可以变长一些。

慢跑可以促进血液循环，速度缓慢而不刺激，不仅锻炼了身体，而且自己的精神也会越来越好，是一项很适合中老年朋友的健身运动。

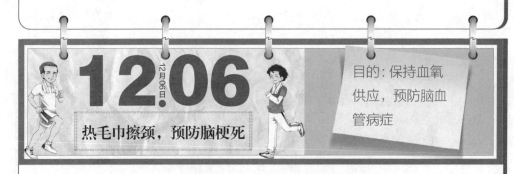

12.06 12月06日

热毛巾擦颈，预防脑梗死

目的：保持血氧供应，预防脑血管病症

早晚洗脸时，很多人习惯性地用热毛巾擦一擦颈后。你知道吗？这个小动作还具有很强的保健效果，能有效预防脑梗死。这里我们就具体地介绍一下怎样用热水擦颈，以达到最佳的保健效果。

早晚洗脸的时候，将毛巾浸泡在50℃左右的热水中，然后将毛巾拧干，擦拭颈部四周，擦拭到颈部皮肤发红、发热为止。

每天早晚洗脸或洗浴时，坚持这样擦拭颈部，可以松弛颈部的血管平滑肌，改善血管壁的营养供给状况，同时还可以使已硬化的血管逐渐变软，恢复弹性，减少并化解动脉血管内沉积的粥样斑块，确保脑部的血氧供应，最终达到预防脑梗死的目的。

一月任务
二月任务
三月任务
四月任务
五月任务
六月任务
七月任务
八月任务
九月任务
十月任务
十一月任务
十二月任务

12.07 12月07日

做理心功，心脑放轻松

目的：增强心脏功能

随着心脑血管的退化，中老年朋友越来越容易换上心脑血管方面的疾病，为了减少或避免这种情况发生，不妨做一做"理心功"。

1.自然站立，两脚分开与肩同宽，全身放松，舌尖抵住上腭，做3次深呼吸。

2.将两手轻合于胸前，并转掌朝外，伸直手臂，接着两臂再顺着身体两侧分推到背后，保持15秒恢复到开始状态。重复做3遍。

3.双手握拳，并像拉着重物一样，沿着身体两侧拉向背后，保持15秒恢复到开始状态。重复做3遍。

4.两臂自然下垂，手心朝下，然后左手做出手拿重物的样子，举到胸前，同时右手做出抛物的动作，做完3遍以后，两手的动作进行交换，做3遍。

"理心功"具有活血通经、安神补心的功效，对冠心病、风湿性心脏病、心悸等有良好的防治效果。

12.08 12月08日

踮踮脚尖，心脏保健康

目的：增强心脏功能

古代的医者早就认识到下肢血液循环对身体健康的重要性，同时还发明了一些相应的保健操，踮脚运动就是其一。

做的时候两脚并拢，用力地踮起脚尖，尽量保持几秒钟后放松，接着再踮，连续做数10次。在伏案看书或看电视后，做5～10分钟的踮脚运动，对心脏保健大有好处。

为什么说踮脚运动对心脏保健大有好处呢？由于我们腿部肌肉里有大量血管，当我们踮起脚尖时，两侧小腿后部的肌肉收缩，其每次收缩时挤压出的血液量，与心脏排血量大致相当。当人在上下踮脚时，腿部肌肉会一紧一松，放松时，心脏的动脉血液就会增加向肌肉的灌注量；收紧时，挤压腿部血管加快静脉血液回流心脏，进而促进血液循环。

12.09 12月09日
冬泳，心血管的体操

目的：增强心脏功能

冬泳是一种集冷水浴、空气浴和日光浴于一身的有利运动。冬泳要求较高，除做好"战胜严寒"的心理准备外，训练之前还有准备运动。

身体一定要活动充足，比如在湖边进行慢跑，充分地扭动手腕、脚腕和脖颈等关节，入水前做一些深呼吸等。下水后身体要充分舒展。注意：冬泳不可速度过快、时间过长，身体发冷或发麻应即时停止，立刻上岸。

活动量以0℃游百米为准，温度每升高1℃可多坚持1分钟，一般来说持续在13～14分钟为宜。

冬泳能很好地提高和改善心血管功能，被称为"血管的体操"。坚持冬泳能够刺激血管壁的收缩和扩张，使血管壁弹性得到明显的增强，从而改善血液循环系统，可以说是"下一次水，得到一颗新心"。

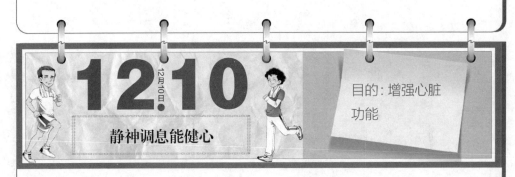

12.10 12月10日
静神调息能健心

目的：增强心脏功能

寒冷天气会导致冠状动脉痉挛，从而直接对心脏供血产生影响，诱发心绞痛或心肌梗死。因此，中老年朋友如何在这段时期保持心脏健康成为至关重要的问题。我们建议用"静神调息法"，从调理呼吸入手。

1.早晚端坐在椅子或床上，挺胸收腹，下巴略收，然后将右手放在左胸的心前区，双眼闭合，慢慢进入冥想状态。慢慢调节呼吸，使呼吸速度变慢并逐渐加深。

2.接下来，根据呼吸的速度，右手按顺时针方向轻轻按摩，呼吸1次，按摩1圈，按摩35圈。

"静神调息法"具有促进血液循环，运行气血，营养心脏的功效，能于秋冬季节有效保护心脏健康，减少心肌梗死的发生。

一月任务
二月任务
三月任务
四月任务
五月任务
六月任务
七月任务
八月任务
九月任务
十月任务
十一月任务
十二月任务

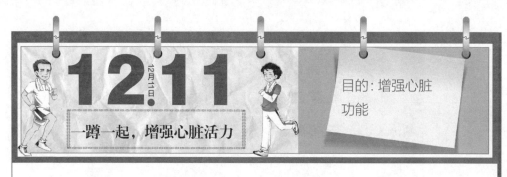

12.11 12月11日

一蹲一起，增强心脏活力

目的：增强心脏功能

中老年朋友的心脏活力比较差，所以平时要多加训练，今天介绍的这个锻炼方法你不妨试一试。

1.自然站立，两脚分开，与肩同宽，两眼平视前方。

2.然后双手叉腰，放松腰部，膝部弯曲，慢慢下蹲。同时，脚跟离地，将身体重心都移到脚掌，上身保持直立，同时口中喊出"哈"，似将体内的浊气都从丹田深处排出，下蹲到最大限度时，保持1～2秒再起立。

3.起立时，咬紧牙关，并吸气，最后站直身体。每日2～3次，每次做36下。

初试者可以双手扶住桌沿或椅背，或背靠墙壁以保持身体平衡。下蹲的幅度可以逐渐加大达到全蹲。坚持一段时间后，你会明显感到自己的心脏变得更有活力了。

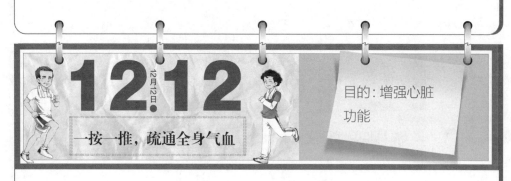

12.12 12月12日

一按一推，疏通全身气血

目的：增强心脏功能

你知道吗？运动和按摩配合，能更好地促进血液循环，加快新陈代谢，增强肌肉和血管的弹性。下面我们就具体介绍一下保健心脏的按摩手法。

1.按摩时保持坐姿，右手拇指按在左手臂的内关上，用力按揉30次，再用左手拇指按在右手臂的内关上，用力按揉30次。内关位于手腕横纹正中向上2寸处，在手腕两筋之间，参见6月4日日志。

2.然后把左手放在左胸前，右手覆盖左手，按顺时针和逆时针方向分别旋转按摩30次。

3.接下来，用右手掌自左胸部向上推动，经过左肩部一直推到左上肢内侧，这样反复推3～5次后，换左手做同样动作。

这套自我按摩法可以疏通气血、调养心脏，增强心脏功能。每天坚持按摩并搭配一些运动，相信能收到很好的保健效果。

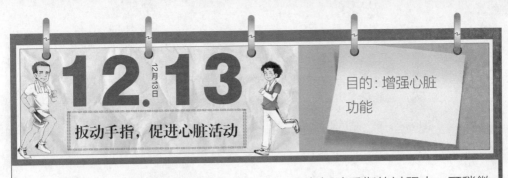

一月任务
二月任务
三月任务
四月任务
五月任务
六月任务
七月任务
八月任务
九月任务
十月任务
十一月任务
十二月任务

12.13 12月13日

扳动手指，促进心脏活动

目的：增强心脏功能

你知道吗？运动手指对治疗心脏病有很好的辅助功效呢！今天，我们介绍一种手指运动——扳手指。

1.当扳动其中一个手指时，其他手指保持伸直状态。左右手轮流。

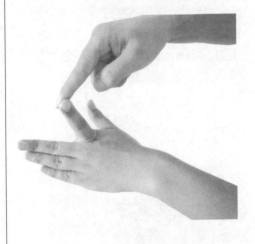

中医认为，人体脏器的情况在手上都有反应。比如从大拇指可以看出脾脏的健康状况，从食指可以得出肝脏的信息，以此中指、无名指、小指

2.在扳动手指的过程中，可稍微暂停，按摩3个穴位，即内关（位于手掌侧腕横纹正上方2寸，参见6月4日日志）、劳宫（位于握拳时中指指尖下方）、涌泉（位于脚底中线前1/3处，参见6月4日日志），按摩每个穴位持续20次以上。

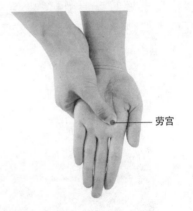

—— 劳宫

分别对应心脏、肺部、肾脏。当你扳动手指时就相当于按摩了这些脏器，从而加强了各脏腑的功能。

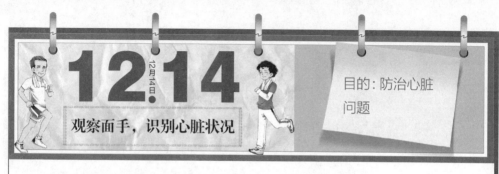

只要细心观察面部和手部，我们就能大概判断出心脏的基本状况。那么怎样辨识呢？

1.首先，看脸上是否有鼻横纹。中医以为两眼之间为心区，这个地方出现横纹，表明心脏不佳。

2.其次看面部是否浮肿，浮肿多是由心脏或肾脏疾病引起的。另外，中医认为喜则伤心，表明过度欢喜对心脏有害。

3.最后看手掌上是否有贯桥线，这条线纵布在手掌上，与智慧线和感情线相交。大多数情况下，有这条线就表明心脏不佳。

当然，这里提到的面部和手部的特征只是提示心脏不佳，并不是说一定患上了心脏疾病，所以不必太紧张，要及时去医院检查一下。

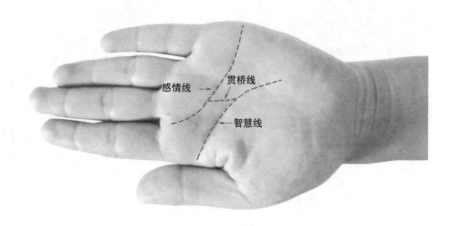

中老年人必知的 **365** 个养生法·大字插图超值版

十二月任务·心脑血管（二）

12.15 12月15日

扣扣嗓子眼，心跳不过速

目的：防治心脏问题

你有没有遇到过这种情况：心跳突然过速，而且持续时间很长，并伴有心慌、胸闷的症状？遇到这种情况，不必慌张，今天我们就来给你介绍一种缓解方法。

当出现心跳过速时，最直接的解决方法就是用手指扣嗓子，也就是用手指稍微扼住咽喉，如果是在家，可以用勺子将咽喉部顶住。人一旦咽喉部被扼住，就会有恶心、干呕等不适感，这种不适感会刺激迷走神经，随之提升其兴奋度，从而有可能使心率恢复正常，胸闷、心慌的症状也会得到缓解。

需要注意的是，此法不适用于患有冠心病和动脉硬化的中老年朋友，因为这很容易造成血管收缩，导致心肌缺血，脑供血不足，带来更大的危害。

12.16 12月16日

用力咳嗽，急救心脏病

目的：防治心脏问题

心脏病的发病过程非常快，从开始感到心跳不正常到晕过去，中间不过十几秒的时间，危险特别大。但是，即使就这十几秒，也足以完成急救，要镇定，马上按我们的介绍来操作。

当你一感觉到心跳不正常时，就立刻咳嗽。每次咳嗽前，先深吸一口气，然后再用力地、深深地长咳一下，好似要将胸腔里的痰咳出来一样，每隔2秒钟咳1次，每咳5次稍停片刻，直到感觉心跳恢复正常或救护车赶到后才能停下来。

为什么用这样的咳嗽进行急救呢？因为在突发心搏骤停时，病人的血液循环会突然停止，而猛烈的咳嗽能增加胸腔内压，从而能间接按摩暂时缺血的心脏，恢复血液循环，增加血流量，同时给大脑补充氧气，让病人暂时保持清醒，为专业的救护赢得时间。

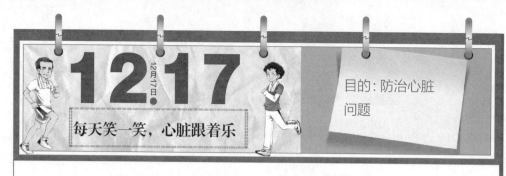

12.17 12月17日

每天笑一笑，心脏跟着乐

目的：防治心脏问题

俗话说："笑一笑十年少"。你知道吗？"笑"还能预防心脏病的发作。今天我们也来练习一下"笑"的运动吧！

1.想象一件让你开心的事，随着这些兴奋情景的再现把双臂打开，高举过头顶，接着你就可以微笑了。

2.微笑之后渐渐地转为"咯咯"笑，5分钟之后，把双手垂直放到身体两侧，手指稍稍弯曲，这时你便可以开始低声暗笑了。低声暗笑便是压低声音，憋着笑。

3.最后则转为仰天大笑，嗓门要放开，声音要洪亮。

不仅可以舒展双臂、颈部以及口腔，还能让心情愉悦。研究发现，人笑时，大脑会释放出某种化合物，从而产生快感，此时脉搏的搏动频率和血压值都会降低，从而预防心脏病的发作。

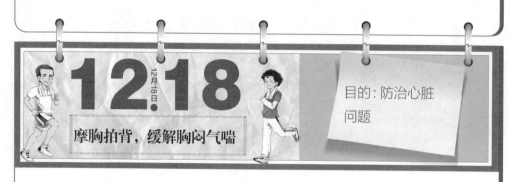

12.18 12月18日

摩胸拍背，缓解胸闷气喘

目的：防治心脏问题

你是不是一直为胸闷、心绞痛甚至哮喘、气短的症状而苦恼呢？其实只要做一个动作，这些问题都会得到缓解。

1.脱掉上衣，躺在床上，身体放松。用两手的掌根部分别按在乳房上，并分别将两手的其他四指并拢，然后用指头来抚摸胸口部。以拇指为支点，右手逐渐向右旋转按摩50圈，左手也逐渐向左旋转按摩50圈。

2.保持坐姿，用手拍打自己的前胸后背，即用自己的右手掌拍自己的左胸部，同时，用自己的左手背拍打右背。左右手要交替进行，前面拍打自己的胸脯，后面捶打自己的脊背，坚持1分钟。

每天在早醒之后或睡觉之前，用手按摩拍打，只要你能够坚持锻炼，胸闷、心绞痛和哮喘、气短等情况就会有所缓解。

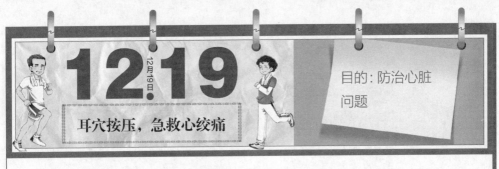

12.19

12月19日

耳穴按压，急救心绞痛

目的：防治心脏问题

冠心病患者在出现心绞痛时该如何自救呢？今天我们就介绍一个耳穴按压法。

其具体做法是：选择一个细树枝类的物品，如果在家，最好是用削平的牙签，用其末端按压耳部的穴位——耳中，其位于耳廓的耳轮脚正中，是耳部最敏感的痛点，稍稍用力按压约1分钟就能明显止痛，按压2～3分钟便能有效缓解心绞痛。遇到心绞痛发作时，尽快拨打急救电话，并用此方法进行自救，同时正确使用急救药物也是非常关键的。

此法按压耳中时，会有刺痛、胀痛、麻木等感觉，这些都是正常反应。按压时，可以先压左耳侧的耳中，如果止痛效果不明显，再改压右耳侧的耳中。按压见效后，再连续按压几天，每天按压5～10次，以巩固疗效。

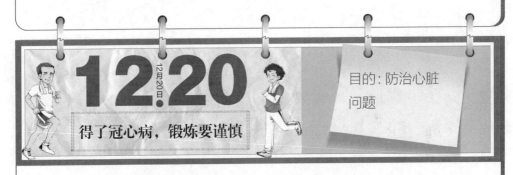

12.20

12月20日

得了冠心病，锻炼要谨慎

目的：防治心脏问题

尽管很多中老年朋友习惯在早晨锻炼身体，然而对于冠心病患者来说，早上并不是他们最佳的锻炼时间。因为清晨是冠心病发作的高峰期，研究发现冠心病患者在早上6～9时血压较高，血液黏稠，血管内特别容易形成血栓，造成冠状动脉栓塞，引起冠心病发作。

那么冠心病人什么时间锻炼比较合适呢？一般认为晚上7～9点这个时段最好，此时刚吃过晚饭不久，出去锻炼，不仅能帮助消化，减轻睡眠时肠胃的负担，还能促进血液循环，防止血液黏稠。

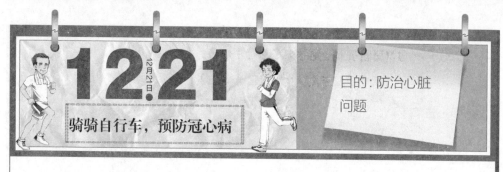

我们在11月18日介绍过骑自行车的运动，今天我们不要求骑车的时间和速度，而侧重加大骑车负荷来锻炼身体。

1.先检查车座和车把是否牢固，同时车胎的气不要打得太足，准备好后就出发吧！由于车胎气不是太足，所以蹬车较为累力，这样就可使肺部摄入更多氧气，有利于锻炼身体。

2.骑车时身体尽量要朝前倾，同时握把不要太用力，骑车速度不用太快。谨记安全第一，选择人少的路最好。

这种骑车方式可以使心肺功能得到改善，增大心室、心房运动振幅，从而使心肌更加强壮，心脏的泵血功能便得到提高。另外，它可以使血液中高密度脂蛋白的含量提高，降低血管硬化和冠心病的概率。所以，出行时尽量步行和骑车相结合。

冠心病是一种十分危险的疾病，今天，我们就教大家用舌部锻炼法来预防冠心病。

1.全身放松，闭眼，调整呼吸，将舌头在左右嘴角之间来回摆动30次，接着将舌头先上翘到口腔顶部，再伸平，反复做30次。

2.然后将舌头沿顺时针方向和逆时针方向在口中转动15次，并将转动时产生的唾液吞下去。

3.接下来，用右手食指及大拇指轻轻按摩舌根及舌体5～10次，按摩前，确保手是干净的。

4.最后从1快数到100，或多读几遍绕口令，增强舌头的灵活性。

中医认为，舌是心之苗，心开窍于舌。可见，舌头和心之间有着密切的关系。经常做一做舌部锻炼，可以保健心脑，有效预防冠心病。

12.23 12月23日

判断脑卒中，三招就能中

目的：防治卒中

脑卒中多是突发，但是在发作前，仍会有预兆。那么，如何辨认脑卒中的征兆呢？只要通过"微笑、举手、说一句话"这三招就判断。

1.微笑，是指对着镜子微笑一下，看看两边的嘴角是否对称，如不对称，可能是中风的前兆。

2.举手，是指将双手平举起来，并保持10秒钟，在这10秒钟里，如果有一边手臂不受控制地一直往下坠落，则预示着可能发生脑卒中。

3.最后，就是说一句比较复杂的话，看能否清楚地说出来，如果不能，也预示着可能发生脑卒中。

在这3个预示征兆中，只要其中有一个是确定的，就可能预示着发生了脑卒中。一旦发现脑卒中，要争取在3小时之内去医院，这样能够最大限度地避免大脑损伤，挽救生命。

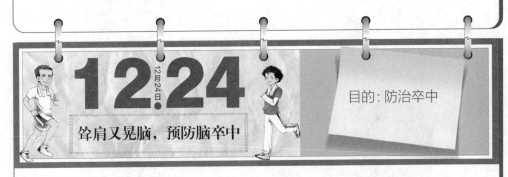

12.24 12月24日

耸肩又晃脑，预防脑卒中

目的：防治卒中

冬季屋内外温差较大，脑卒中的频率升高，中老年朋友更应该加以预防，每天做点小运动以活动颈、肩、头部，增加脑部供血量，减轻脑血管压力。今天我们就给大家介绍一套运动方法。

1.先将双肩慢慢上提，接着再慢慢放松，每次反复进行5～10分钟，每天次数不限。

2.除耸肩外，每天早中晚可各做500次凌空抓物的动作，也有利于锻炼肩部。

3.肩部运动的同时，还可以上下左右旋转头部，每次做5分钟，能有效锻炼颈部和头部，增强头部血管的抵抗力，减少颈动脉内胆固醇的沉积。

耸肩动作通过肩部运动而有效带动了颈部的血液循环，能有效避免脑血管供血不足和脑梗死的发生。

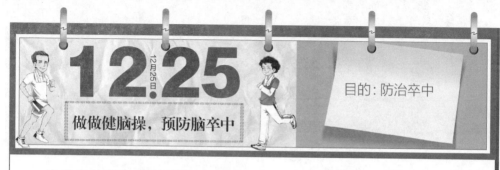

中老年人必知的 **365** 个养生法：大字插图超值版 | 十二月任务：心脑血管（二）

　　如果身体部位突然出现麻痹感1～2分钟以上，这时就要防范脑卒中了，你可以通过健脑操来加以预防。

　　1.双手十指交叉放在后颈部，来回摩擦后颈部100次，然后用交叉的双手使劲向前压头颈，而头颈则用力与之对抗，重复做5次。手放下来，同时将头朝左后和右后各转动30次，动作要慢，以使颈部酸胀的幅度为宜。

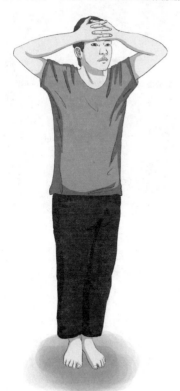

　　2.将两手各放于大腿两侧，两腿保持不动，头向右转而上身向左转，然后头向左转而上身向右转，重复10次。

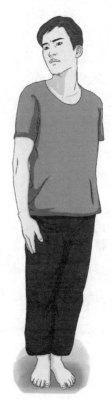

　　3.保持身体不动，头使劲向左转并尽量向后仰，看向左上方5秒钟后还原，然后头使劲向右转并尽量向后仰，看向右上方5秒钟还原各做5次。

　　健脑操能增加脑部供血量，减轻脑血管压力，减少脑卒中，中老年朋友不妨多练习。

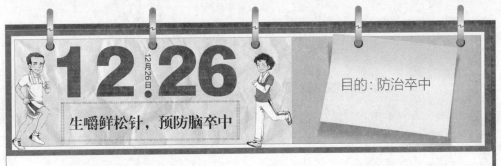

一月任务
二月任务
三月任务
四月任务
五月任务
六月任务
七月任务
八月任务
九月任务
十月任务
十一月任务
十二月任务

12.26 12月26日

生嚼鲜松针，预防脑卒中

目的：防治卒中

预防脑卒中，除了昨天介绍的小运动，生嚼鲜松针同样有效。

1.早上梳洗后，取10～15束，每束约2～3根的新鲜马尾松的松针，将底部红褐色的茸毛去除，剪去针尾尖，放入开水里浸泡。

2.松针泡软后放进嘴里咀嚼，将松针的汁液吞下去，松针渣吐出来。然后再用温开水，将口中的余汁咽下去，最后漱漱口，将牙缝里残余的松针渣洗掉。早晚各1次。

3.此外，还可以用阴干的松针泡水代茶饮用，每次使用的松针量约在10克左右。

松针中含有一种类黄酮物质，它是一种强抗氧化剂，能够减少脂肪过氧化反应和平滑肌细胞的增生，防止动脉硬化以及血栓的形成。此外，松针还能够增强血管弹性，加速血液循环，增大血氧供应，尤其是加强毛细血管微循环系统的血氧供给。

12.27 12月27日

轻摩肚脐几分钟，巧妙防治脑卒中

目的：防治卒中

今天，我们再来学习一招预防和治疗脑卒中的小方法，按摩我们平时都很少注意到的部位——肚脐。

1.肚脐也称神阙，是肉眼唯一可以看到的穴位。按摩神阙可防脑卒中，方法很简单，闲暇时，或晚睡前，用手掌心按住肚脐轻轻按摩。双手可以交替进行。

2.除了肚脐本身是个穴位以外，它的上下还分布着关元、气海、丹田等穴位，坚持按摩肚脐及其周围部位会让你感觉有精神，有气力。

每天按摩肚脐几分钟，就能尽量远离脑卒中。只要天天坚持，保持愉悦的心情，感觉生活很快乐，那么各种病症就更不容易找上你了。你也可以将这个小方法教给身边的家人朋友，大家共同分享保健的心得。

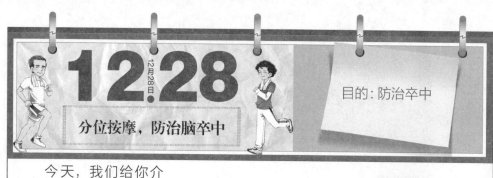

12.28 12月28日

分位按摩，防治脑卒中

目的：防治卒中

中老年人必知的 **365** 个养生法：大字插图超值版

十二月任务：心脑血管（二）

今天，我们给你介绍的是"分位按摩"。

1.首先，用手指轻轻按摩面部肌肉和百会、印堂和太阳等穴位。

2.接下来按摩颈部。第一步，用指拿捏处于肩颈部位的斜方肌以及督脉和三焦经等穴位；第二步，用手指按摩处于肩颈部位的肌肉和天柱、风池、肩井等重要穴位。

3.然后，用手指或手掌的根部轻轻揉按背腰部位的竖脊肌、腰方肌、脊柱部位和与之相关的督脉、膀胱经等穴位。

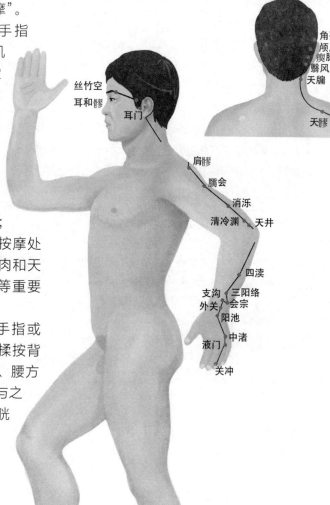

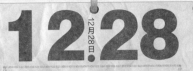

12.28
12月28日

分位按摩，防治脑卒中

目的：防治卒中

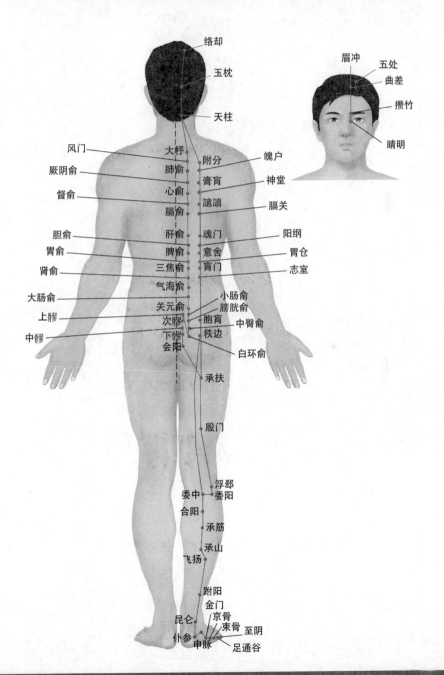

络却
玉枕
天柱

眉冲
五处
曲差
攒竹
睛明

风门　大杼　附分　魄户
厥阴俞　肺俞　膏肓　神堂
督俞　心俞　譩譆　膈关
胆俞　膈俞　肝俞　魂门　阳纲
胃俞　脾俞　意舍　胃仓
肾俞　三焦俞　肓门　志室
气海俞
大肠俞　关元俞　小肠俞
上髎　次髎　膀胱俞
中髎　下髎　胞肓　中膂俞
会阳　秩边　白环俞

承扶

殷门

浮郄
委中　委阳
合阳
承筋
承山
飞扬

跗阳
金门
昆仑　京骨
仆参　束骨　至阴
申脉　足通谷

中老年人必知的 **365** 个养生法：大字插图超值版 │ 十二月任务：心脑血管（二）

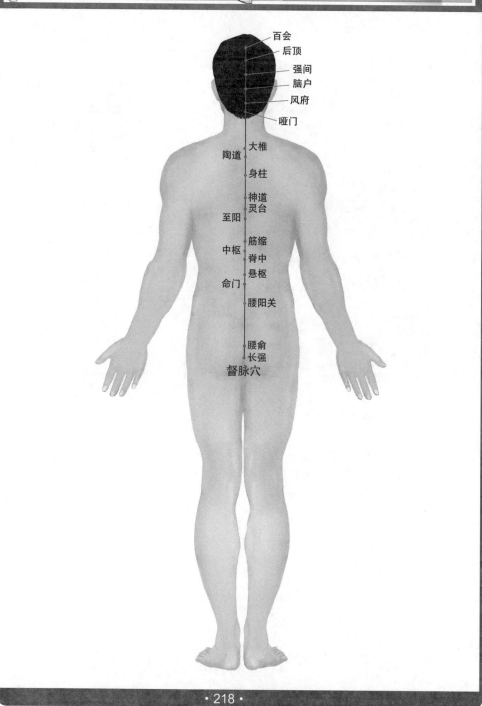

百会
后顶
强间
脑户
风府
哑门
大椎
陶道
身柱
神道
灵台
至阳
筋缩
中枢
脊中
悬枢
命门
腰阳关
腰俞
长强
督脉穴

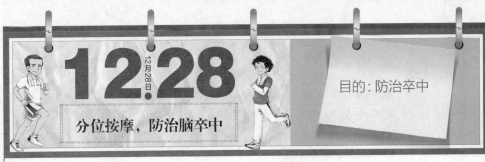

一月任务

二月任务

三月任务

四月任务

五月任务

六月任务

七月任务

八月任务

九月任务

十月任务

十一月任务

十二月任务

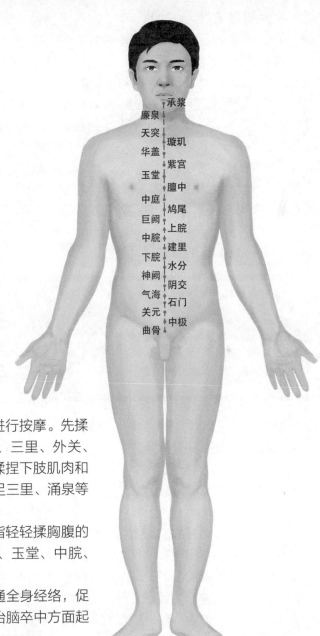

承浆

廉泉
天突
华盖
玉堂
中庭
巨阙
中脘
下脘
神阙
气海
关元
曲骨

璇玑
紫宫
膻中
鸠尾
上脘
建里
水分
阴交
石门
中极

4.下面对四肢进行按摩。先揉捏上肢肌肉和天府、三里、外关、内关等穴位，然后揉捏下肢肌肉和与其相关的血海、足三里、涌泉等穴位。

5.最后，用手指轻轻揉胸腹的肌肉和相关的华盖、玉堂、中脘、气海等穴位。

分位按摩能疏通全身经络，促进血液循环，在防治脑卒中方面起着重要作用。

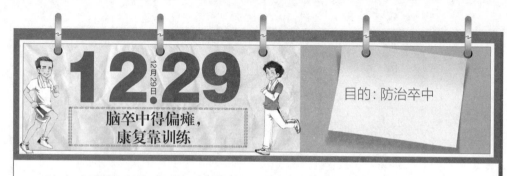

12.29 12月29日

脑卒中得偏瘫，康复靠训练

目的：防治卒中

脑卒中偏瘫患者在刚开始练习走路的时候，容易出现甩腿、划圈步、足内翻等异常步态，因此，中风偏瘫患者的康复训练应主要围绕着膝盖部位的锻炼来进行。那么具体该怎么做呢？

首先需要坐在一个较高的椅子上，使两腿处于悬空状态，然后前后甩动患侧腿部，当小腿向后甩到最高，悬空保持几秒，接着再朝前甩。当小腿向后甩到最高处可以保持悬空1～2分钟时，就可以下地走路了。此外，还可以继续做些下蹲练习，增大膝关节的弯曲度。

开始康复训练时，最好能佩戴足托和护膝，足托能防止足下垂和足内翻，护膝能防止膝关节伸得过直。走路时，患侧脚跟先落地，然后有意识地弯曲一下膝盖，再抬脚朝前走。康复行动关键就是靠自己的毅力和坚持。

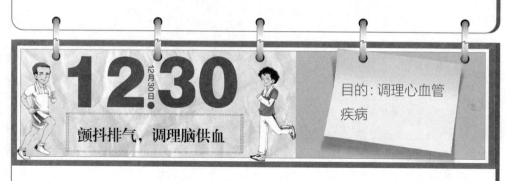

12.30 12月30日

颤抖排气，调理脑供血

目的：调理心血管疾病

慢性脑供血不足很容易引起头晕、耳鸣、健忘等症状，如果不及时治疗，很可能导致"老年痴呆症"和"脑梗死"。今天的"颤抖法"可以及时调理这种症状。

1.自然站立，两脚分开与肩同宽，两手自然下垂，两腿稍稍弯曲，全身放松，然后全身做有规律的上下颤抖。

2.颤抖5～10分钟后，闭上眼睛开始冥想，想象着身体里的病气、浊气等顺着气息排出体外，冥想5分钟左右，再做3次深呼吸。

这个方法能够放松身体，调理气息，促进全身血液循环，加速新陈代谢，减轻心脏负担，增加心脑血管的供氧能力，从而最终缓解并调理脑供血不足的状况。但需要持久锻炼才有效。

12.31

饮水三杯，保护心脑血管

目的：调理心血管疾病

如果你患有心脑血管疾病，补水就是一个非常重要的问题。那么，补水需要注意哪些细节呢？

1.一天中喝的第1杯水最好是淡盐水，起床以后喝。因为早上起床后的2～3小时是冠心病的高发危险期，淡盐水不仅可以稀释血液，同时还有利于肠胃代谢，促进体内废物的排泄。

2.第2杯水是用绿茶或花茶泡的淡茶水，在午饭后1小时喝，可防止血压升高，有利于化解血栓，防止血管壁上的脂肪沉积脱落，保持血管通畅，提神醒脑。

3.最后一杯水是温开水，最好是在睡前喝。资料显示，脑血栓和心肌梗死多发生于凌晨2点左右。睡前喝一杯温开水，能够稀释黏稠的血液，防止血管堵塞，大大减少发病的概率。

除了上述方法外，平时还要适当增加水的摄入量，养成良好的饮水习惯。